薬に頼らず血糖値を下げる方法

水野雅登

アチーブメント出版

文庫化に寄せて

本書は、患者さんたちの人生を変えた記録であると同時に、わたしの人生を大きく変えたきっかけ（わたしにとって初の単著であり、本書がその後のテレビやラジオ出演などにつながりました）でもあります。そして刊行以降、本書の目的・存在意義のとおりに、読者の方に少なくない影響を与えてきました。この事実は、大変ありがたいことです。

この本は、医師になってから抱き続けてきた「たった1つの問い」から生まれました。

それは「糖尿病の患者さんはなぜ、症状が良くならずに悪化し、病院で処方される薬が増え続けるのか？」という問いです。

そしてこの問いは、次から次へと新たな問いを生み出し、ついには、わたしの診療方針や人生をも大きく変えました。「たった1つの問い」が、実に大きな変化をもたらしたのです。

問いに答えるべく診療方針をアップデートさせていくなかで、予期せぬ問題が起き、困難に陥ったこともあります。ですが今では、この「変化した診療方針」のおかげで、「先生のおかげでよくなりました！」と言っていただける機会が増えています。これは非常にうれしく、医師冥利に尽きることです。

2018年に本書の単行本、『薬に頼らず血糖値を下げる方法』を世に出してから、はや5年。今振り返れば、当時は「糖質を控える」ということですら、一般にはあまり知られていない知識でした。「糖質を控えましょう」と説明をするたびに、「とんでもない！」とか「大丈夫なんでしょうか？」といった反応があったものです。糖質に対する正しい知識は、わたしがご著書等を通じて学ばせていただいた、江部康二先生、夏井睦先生、新井圭輔先生といった大先輩方のご尽力により、少しずつ普及し始めてはいましたが、まだまだ「知る人ぞ知る情報」だったのです。そんなご時世において本書は、糖質が「糖尿病」に最も根源的にかかわるものであり、それを治療に用いて結果を出すという、当時の日本では前例のないことに挑戦した本です。

この5年で、糖尿病をめぐる環境は、次のように変わりました。

・これまで注射しかなかった「GLP－1製剤（GLP－1受容体作動薬）」に内服薬が出る
・インスリンとGLP－1製剤の併用が当たり前になる
・「合剤（複数の薬剤を入れて作られた薬）」の種類が豊富になる

・米国糖尿病学会の「ＡＤＡ診療ガイドライン２０２３年版」が発表
　される
加えて、新型コロナウイルス感染症の世界的流行（パンデミック）によ
り、わたしたちの生活自体も転換期を迎えました。

ただ幸いにして、そのような多種多様かつ大きな変化を経た今も、本書が持つ価値は保たれています。当時、「年月が経っても通用する色褪せない内容を」と意気込んで書いたからでしょう。その甲斐あって現在でも、糖尿病の症状を緩和させたい、薬を減らしたい・やめたいといった方々のお役に立てる内容になっています。

そしてそれが今回の文庫化で、皆さんのお手元に届きやすくなるのはとてもありがたいことです。

なお、本書で書ききれなかった部分については、２０２１年に刊行し

た本書の続編ともいえる書籍、『糖尿病の真実～なぜ患者は増え続けるのか～』（光文社新書）に記しています。持ち運びやすく価格も手ごろで入手しやすくなった本書とともに、ぜひご覧ください。

ともあれ、こうして文庫版の本書に目を止めていただき、ありがとうございました。また、完成までに関わってくださったすべての方々にも、改めて感謝の気持ちをお伝えしたいと思います。本当にありがとうございました。

そして最後に、皆さんに健康と幸せを。

２０２３年３月吉日　　水野雅登

本書は、２０１８年に当社より刊行された単行本
『薬に頼らず血糖値を下げる方法』を文庫化したものです。

はじめに　「脱インスリン率100％」

初めまして、内科医をしている水野です。

わたしはこれまでに、東京・足立区にある病院の糖尿病内科外来で10年間、糖尿病をはじめとする多くの患者さんを診てきました。

それにもかかわらず、2013年から2014年にかけてのわたしは、誰もが驚くような不健康体でした。

肝臓の数値でいえば、AST（GOT）76U／L（基準値 11～35）、ALT（GPT）187U／L（基準値 6～39）。これは脂肪肝を超えて「非アルコール性脂肪性肝炎（NASH・ナッシュ）」という状態でした。

体重はというと、身長160㎝に対して76・8㎏。BMIでいうと30で、医学的には重症度が上から3番目の「2度肥満」の状態……つまり、病的な肥満体だったのです。

そのころのわたしは、おなかいっぱい食事をしたあと、さらにフルーツやスイーツを食べていました。カロリー制限を試みたこともありますが、空腹感に耐えられず、間食したり反動で大食いをしたりする始末。毎日のように患者さんに食事指導をしていながら、そんなありさまだったのです。

ちなみに、わたしの両親は共に糖尿病家系です。

南カリフォルニア大学のデイビッド・B・エイガス教授の研究によると、糖尿病のほとんどを占める2型糖尿病では、遺伝要因が影響する確率が64％にもなると報告されています。

まさに、糖尿病界のサラブレッド的な血統を持つわたしには、高確率で糖尿病を発症するリスクがありました。
実際に、BMIが30に近づくにつれて、採血のたびにヘモグロビンA1cが0・1%ずつ上がっていたのです。

このころ、わたしの妻は妊娠していたのですが、臨月の妻のおなかと同じくらいに、わたしのおなかも出ていました。妻に「妊婦のわたしよりも、あなたのおなかの方が出ているんじゃない?」と言われたこともあります。そして出産後、妻のおなかは当然のようにへこみましたが、わたしのおなかは妊婦状態のままでした。

あらゆる状況がわたしに体の危機を知らせており、当のわたしも「このままではわが子が成長する前に倒れるかも」と感じていました。そうして、忘れもしない2014年3月8日、わたしはついに一大転機を迎えたのです。

それは1冊の本との出会いでした。

本の著者は、形成外科医の夏井睦先生。当時、まだ珍しかった「湿潤療法」を提唱した先生であり、わたしは医学生のころから知っていました。創傷の治療に関して、「心の師匠」と勝手に思っていたのです。

その夏井先生のウェブサイトで、あるころから糖質制限が取り上げられるようになりました。しかし、日本糖尿病学会の糖尿病治療のガイドラインなどでは「糖質は摂るべし」とされており、ガイドライン至上主義だった当時のわたしは、糖質制限に関してはしばらくスルーしていました。

しかし、カロリー制限をするもかえって太る、ということを繰り返し、体重増加が止まらないことに危機感を募らせ、ついに夏井先生のウェブサイトで糖質制限の記事を読むことにしたのです。

すると「簡単に痩せられた」「お酒も飲める」など、今までの自分の価値観がひっくり返るような情報がいくつも記載されているではありませんか。

数々のインチキ療法がひしめくなかで「これは本物かも」という直感を得たわたしは、夏井先生の書籍『炭水化物が人類を滅ぼす』(光文社)を一気に読了。さらに確信を深めた後、妻に向かってこう言いました。

「今日から主食をやめるよ」

1年で14kg減。ヘモグロビンA1cも5・2%に

こうして、わたしの糖質制限生活が始まったのです。

インターネットで情報を集めたり、夏井先生の糖質制限の師である、高雄病院理事長・江部康二先生の本を全て読んだりして、実践しました。

凝り性なわたしは、「極端だね」と言われるくらい、やるときは徹底的にやります。ですから今回もそうでした。そして糖質制限に関しては、やったらやった分だけ、劇的な変化を得られたのです。

結果、**1年で14kg減量し、肝臓の数値も正常化。さらに、上昇し続けていたヘモグロビンA1cも、基準値ギリギリの5・5%から5・2%まで下がるなど、完全に正常化しました。**

変化はそれだけにとどまりません。体が明らかに軽くなり、ラクに動けるようになったのです。

糖質制限前は、朝ギリギリまで寝ていたのに、糖質制限後は早朝にすっきりと目が覚め、自分と妻の分の朝食を作る余裕まで生まれました（今は朝食自体が不要になりました）。

また、糖質制限前のわたしは、自宅に引きこもりがちで休日は1日中パソコンと向き合っていましたが、糖質制限後は、休日のたびに遠方まで出かけて講演をするなど、精力的に活動できるようにもなりました。

自分でも信じられないような変化が起き、まさに人生が変わったのです。糖質制限に出会わなければ、間違いなくどんどん太り、肝炎を悪化させ、糖尿病を発症していたことでしょう。

自らの体験からその効果に確信を持ったわたしは、糖尿病患者さんたちの治療にも糖質制限を取り入れ始めました。

というのも、糖質制限という学べば学ぶほど理論的に正しいと感じられ、自分の体でも効果を実感している治療法があるのに、それよりも効果が薄い従来型の食事指導を続けるということが、医師としてできなかったからです。

外来での糖質制限治療の効果は、まさに劇的でした。**患者さんたちのヘモグロビンA１cがみるみる下がったのです。**

以前は、近隣の医療機関で一番といってよいほど、たくさんのインスリンを処方していましたが、糖質制限治療を始めてからは、どんどんインスリンをやめられるようになりました。

1日に
97単位を打っている人への
インスリンの処方を
やめられたときに、
「時代は変わった」と
確信しました。

従来型の治療では、インスリンは1日10単位程度しかやめられないといわれていましたが、糖質制限をおこなうと、その10倍にもなる約100単位のインスリンでさえ、やめることができたのです。明らかに従来型の治療とはその効果のレベルが違います。まさに「ケタ違い」です。

本書を出版するにあたって、患者さんたちの「脱インスリン率」について、改めて調べ直してみました。

糖質制限治療を始めた2014年からの5年間に、インスリンを自己注射していた2型糖尿病患者さんを洗い出し（在宅自己注射指導管理料の算定例から調査）、自己注射をやめることができた症例数を示したのが、19ページの表1です。糖質制限治療の開始前、インスリンを打っていた2型糖尿病の患者さんたちは、2018年4月時点で全員インスリンを離脱していました。

2型糖尿病患者さん
全員が
脱インスリンに
成功したのです。

表1　**84例の2型糖尿病患者の脱インスリン率=100%**

糖質制限治療スタート	2型糖尿病症例数	脱インスリンできなかった症例
2014年	**73例**（当時の全症例数）	**0例**
2015年	新規算定**1例**	**0例**
2016年	新規算定**3例**	**0例**
2017年	新規算定**5例**	**0例**
2018年	新規算定**2例**	**0例**
5年間の総計	**84例**	**0例**

※新規算定=その年に新たに加算された在宅自己注射指導管理料の算定例から調査（水野調べ）

▼
▼

5年間、2型糖尿病で定期的に治療を受けた患者の

脱インスリン率 = 100%

「脱インスリン率１００％」。

そんな報告は学会の発表でも聞いたことがありません。

そうした成果を出すなかで、わたしの心には1つの思いが育っていきました。

他の医療機関に通う患者さんは、当然ながら従来型の治療を受けている。一方で、わたしの診る患者さんたちは良くなっている。この差をどうにかしたい、そういう思いです。

成果を出せば出すほどこの思いは強くなっていき、わたしは情報発信を始めました。ブログやSNSで情報を発信し、講演会にも力を入れました。そうするうちに、いろいろな方々からお声がけいただくようになり、こうして出版のお話もいただけました。

この本を手に取ってくださった皆さん。今が転換点です。

自分の人生を変えるのは自分自身です。

本書は、糖質が及ぼすさまざまな影響や糖質制限のすばらしい効果をご紹介することで、皆さんに人生を変えるためのきっかけを提供します。

目次

第1章　糖尿病は糖質制限で良くなる

第2章 糖質が体をむしばむ

第3章 糖質制限で体が変わる

第4章 薬に頼らず血糖値を下げる18のコツ

第5章 糖質制限 Q＆A

第1章　糖尿病は糖質制限で良くなる

大病院から逃げてくる患者さんたち

「何かあったら大病院がいちばん安心」
「総合病院の方がいい治療を受けられる」
そう考えている人は多いでしょう。

たしかに、大病院志向は根強く残っていて、なかなか治らない、良くならない糖尿病患者さんは、大病院にある専門科や専門病院へ紹介するのが通例でした。

専門科では、必要に応じて強い内服薬や新薬が処方され、インスリンをはじめとしたさまざまな注射薬も併用されます。また、インスリンの注射だけをみてもいくつもの打ち方が用意されています。

とくに重度の糖尿病患者さんには、「糖尿病の教育入院」もおこなわれます。教育入院とは、内服薬の調整や食事の指導、インスリンの導入などをおこなう2週間程度の入院のことです。大半の症例において、退院時には血糖値が改善しています。

これまでは、こういった治療が糖尿病治療の主流とされていました。


しかし最近は、大病院から中小病院に通院先を変える糖尿病患者さんたちが増えてきました。

その患者さんたちに共通するのが、糖尿病について非常によく調べている、ということです。医療機関について、治療内容について、インターネットなどで徹底的に調べあげてから受診しているのです。

なぜそこまでするのかというと、大病院で治療を受けているにもかかわらず、血糖値が下がらない、糖尿病が良くならない、内服薬やインスリンの量がどんどん増える、といった状況にあるからです。

さらには、糖尿病壊疽《えそ》が治らない、血糖値はそこそこでコントロールされているのに眼底出血を起こしてしまっている、といった深刻なケースもあります。

世界的にも医療レベルが高いはずの日本で、そしてその恩恵が最も受けられるはずの総合病院、大病院で治療を受けているのに、糖尿病が良くならない。そして、薬はどんどん増え続けている——。

そんな絶望的な状況のなかで、患者さんたちは少しでも希望を見いだせる情報を探して、中小の医療機関を訪れているというわけです。

わたしが外来を担当していた病院も、最小規模の病院です。にもかかわらず、大病院にかかっていた患者さんが、たくさん転医してきていま す。通院が困難な遠方の患者さんも、多くいらっしゃいます。

つまり、**多くの大病院でおこなわれている「今までの常識的な治療」では、糖尿病は良くならないし薬も減らせないということに、糖尿病患者さんたちが気づき始めたということです。**

「常識的な治療」で糖尿病予備軍2000万人

2016年の厚生労働省の調査によると、「糖尿病が強く疑われる者」は、国内で約1000万人と推計されています。

「糖尿病の可能性を否定できない者」も、約1000万人と推計されていますから、合計するとおよそ**2000万人が、血糖値に問題を抱えているこ**とになります（34ページ・グラフ2）。

グラフ2 **糖尿病が強く疑われる者+糖尿病の可能性を否定できない者=2000万人!**

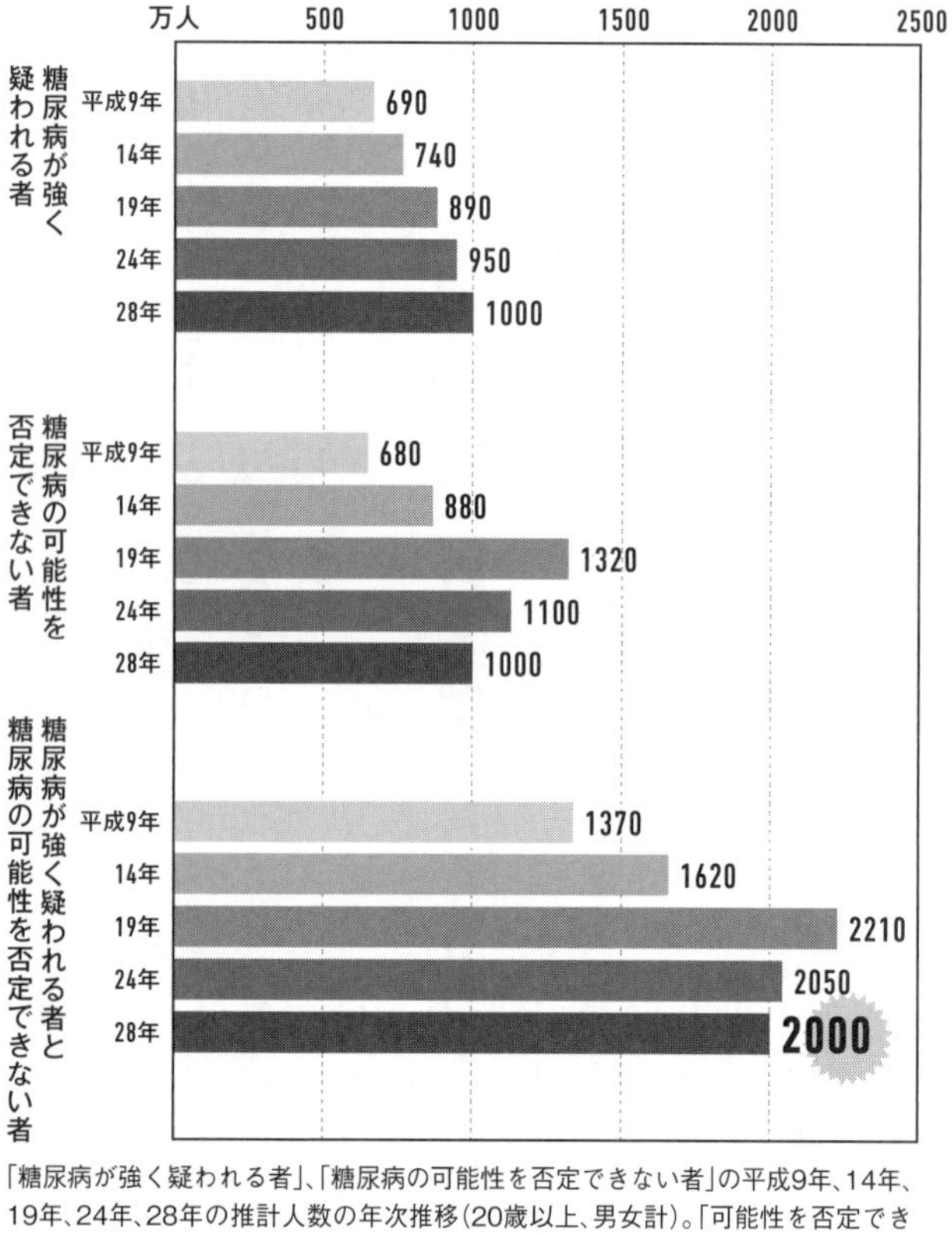

「糖尿病が強く疑われる者」、「糖尿病の可能性を否定できない者」の平成9年、14年、19年、24年、28年の推計人数の年次推移(20歳以上、男女計)。「可能性を否定できない者」が平成19年以降減少している反面、「強く疑われる者」は年々増加している。「平成28年 国民健康・栄養調査」(厚生労働省調べ)より。

これは日本人の6人に1人という高確率で、まさに異常事態です。

ちなみに、糖尿病の発症リスクには男女差があるといわれています。厚生労働省の同調査では、「糖尿病が強く疑われる者」の割合が女性9・3%に対し、男性16・3%と大きな差がみられました。

とくに50歳代では、女性6・1%に対して男性は12・6%と、2倍以上の高い数値が出ています。

50歳代の肥満の割合が、女性は21・3%なのに対して男性は36・5%と高く、これも糖尿病の男女差の原因の1つといわれています。

いずれにしても男性は女性よりも、糖尿病に対する警戒が必要と言えるでしょう。

一方、糖尿病に端を発する人工透析患者数、なかでも糖尿病性腎症に

グラフ3

透析の主な原因となった疾患の割合推移

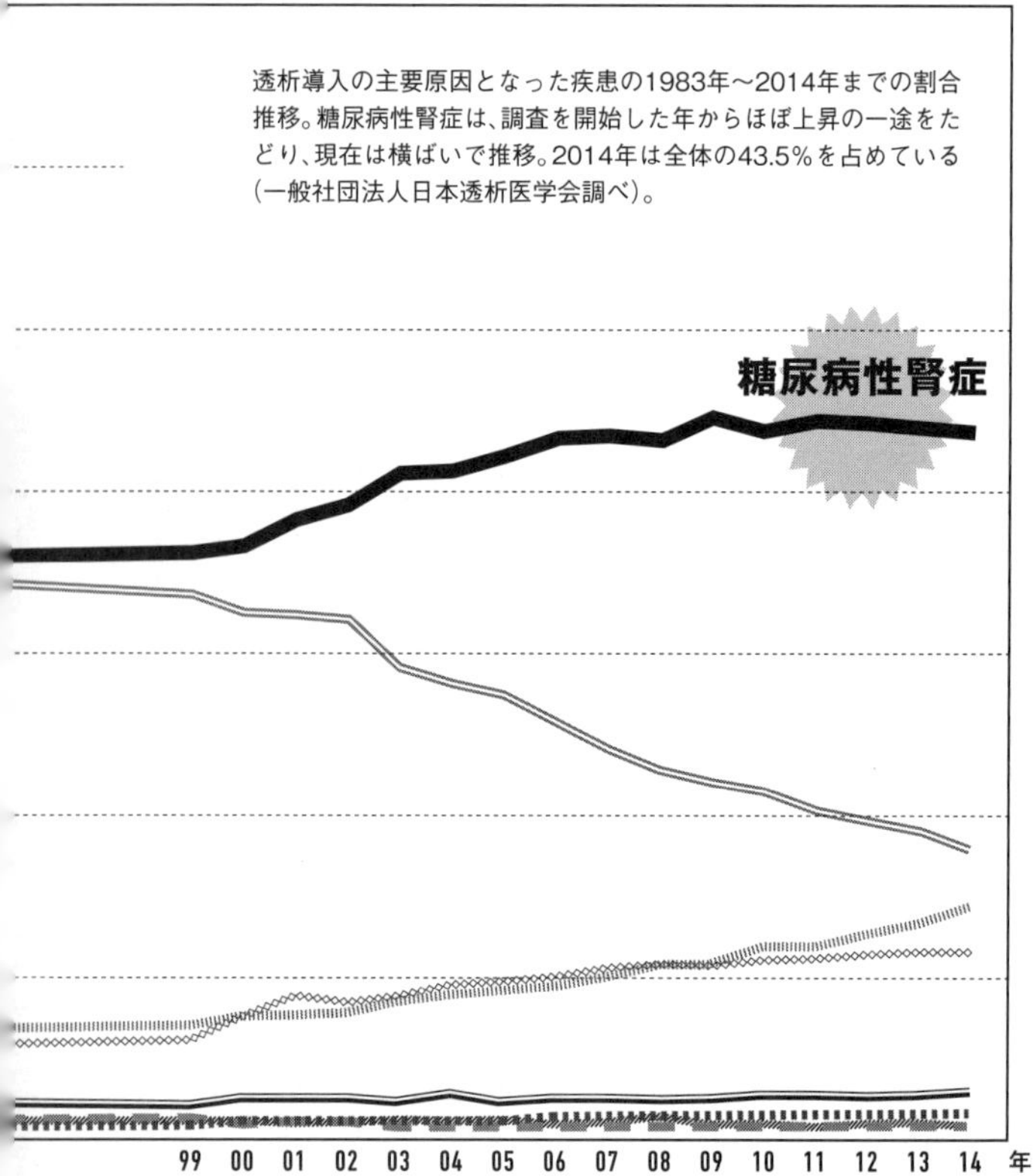

透析導入の主要原因となった疾患の1983年〜2014年までの割合推移。糖尿病性腎症は、調査を開始した年からほぼ上昇の一途をたどり、現在は横ばいで推移。2014年は全体の43.5%を占めている（一般社団法人日本透析医学会調べ）。

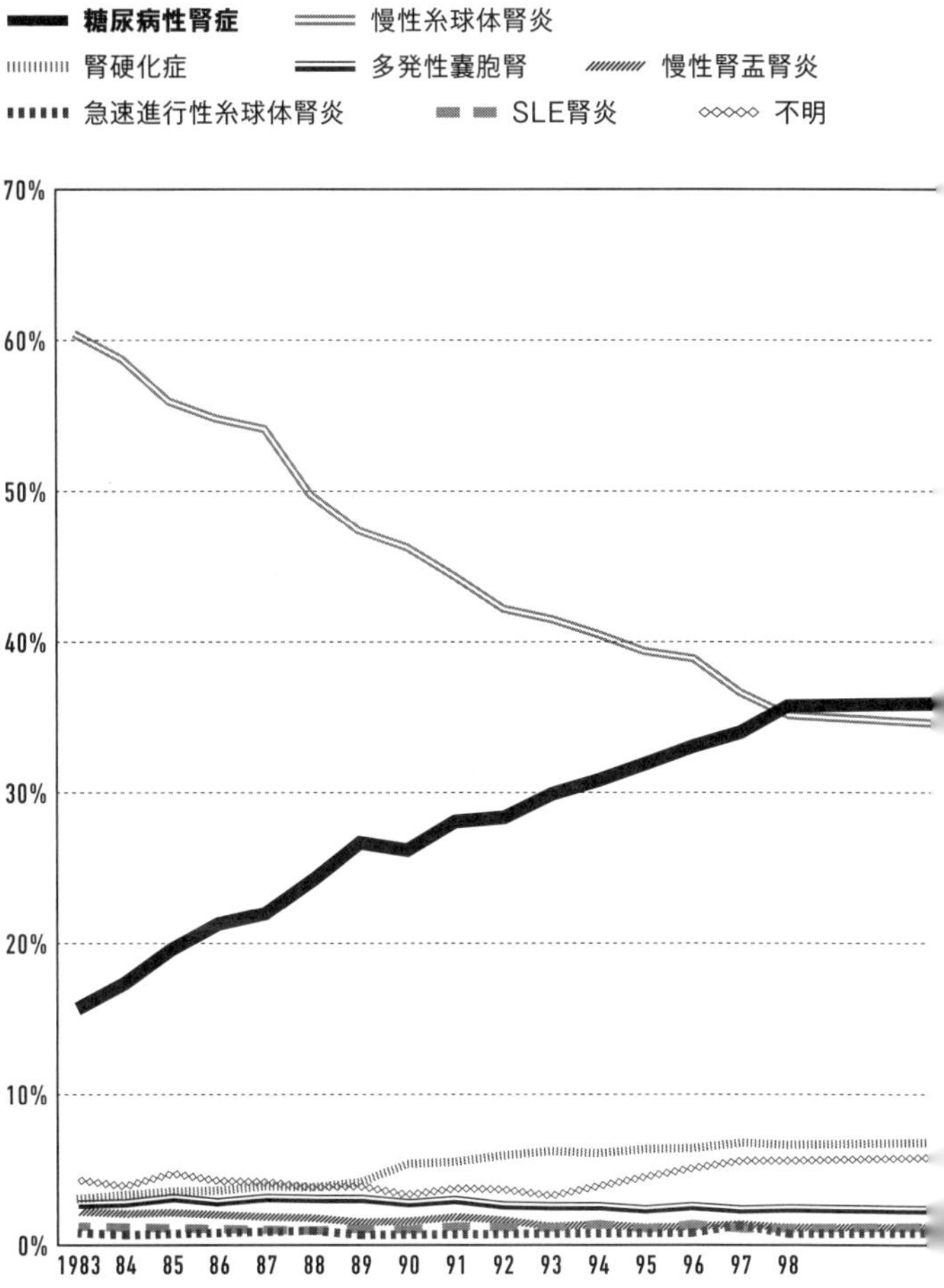

糖尿病性腎症
慢性糸球体腎炎
腎硬化症
多発性嚢胞腎
慢性腎盂腎炎
急速進行性糸球体腎炎
SLE腎炎
不明
70%
60%
50%
40%
30%
20%
10%
0%
1983 84 85 86 87 88 89 90 91 92 93 94 95 96 97 98

よる透析の割合も、年々増加傾向にあります（36ページ・グラフ3）。
当然、患者数にカウントされる人たちは医療機関にかかっています。そして、患者さんたちは国内のガイドラインに沿った、いわゆる「標準的な治療」を受け、保険適用の薬剤を内服、または注射していると思われます。

にもかかわらず、糖尿病予備軍は2000万人、糖尿病の合併症は減らず、どんどん薬が増えています。

糖尿病治療の〝常識〟はもう〝非常識〟

世の中にはさまざまな常識があります。その常識のおかげでわたしたちは日々、いろいろな考えや、判断、決定をしなくて済んでいます。

しかしながら、その「常識」は必ずしも正しいとは限りません。そして、常識が間違っている場合、こんどはそれが軌道修正を邪魔する存在となる可能性があります。実際、世の中の考えが大きく変化するとき、常に古い常識は新しい常識の前に壁として立ちはだかってきました。

とくに、医療の世界ではそうしたことが多々起こっています。

たとえば、最近でいうと10年以上前に登場した「湿潤療法」です。以前は、皮膚に受けた傷は「ガーゼと消毒で治す」「乾燥させる」のが常識でした。しかし今では、傷に張りつくガーゼが感染源にもなりえること、消毒が傷口をさらに痛めつけ、死んだ組織を感染源にしてしまうこと、細胞は生きるうえで水分を必要とするため、乾燥させると傷が治らなくなることなどが分かっています。

つまり、最新の医学知識に照らし合わせると、これまでおこなわれてきた治療は、治療どころか傷を深くしたり感染症を引き起こしたりする傷害行為ですらあったのです。

一方で湿潤療法は、傷を乾燥させたり、ガーゼを使ったりする代わりに、被覆剤《ひふくざい》を使います。湿潤療法の登場によって、傷は飛躍的に早く、痛みもなく治るようになりました。

ところが、今でも消毒とガーゼによる治療をおこなっている医療機関はまだまだたくさんあります。また、その〝古い常識〟的な治療が習慣になったままのご家庭も多くみうけられます。つまり、傷が治らない治療、不必要な痛みを伴う治療を受け続けている人たちが今もたくさんいるわけです。

さて、糖尿病に話を戻しますと、まさに今が激動の時代です。

これまでの糖尿病の食事療法は、「エネルギーの6割を血糖値を上げる食べ物から摂りましょう」というもので、結果、血糖値をどんどん上げてしまっていました。わたしから見れば治療ではなく、病気を促す行為です。

一方、新しい食事療法では、血糖値を上げる食べ物を控えることを推奨しています。皆さんなら、こちらの方が理にかなっていることは分かるでしょう。ですが、古い常識で生きている方は、この当たり前のことが受け入れられません。新しい常識と古い常識が正反対のものであればなおさらです。今まで信じてきたものがゆらぐので、簡単には切り替えられないのです。

しかし、常識は時代とともに変わります。実際に、他に指標がないため仕方なく採用されていた「カロリー理論」や、根拠のない「バランス理論」といったこれまでの常識の無意味さは、臨床の現場で次々と明らかにされています（カロリー理論とバランス理論は次の章でご紹介します）。

そして糖尿病の治療も、薬物治療よりも優先度が高い「食事」において、これまでとは正反対の方向へと歩みを進めています。

ただし、目覚ましい効果をあげている新しい糖尿病の食事療法「糖質制限食」は、旧来の考え方と組み合わせると、エネルギー不足を生み有害となる可能性があり、注意が必要です。その点は、のちほどくわしくご説明します。

「食べ物を燃やす」→「上がった水温を測定」で決まるカロリー

皆さんは、カロリーの数値がどのようにして決められているか、ご存じでしょうか？　それはカロリーの定義を見れば分かります。

カロリーとは「1気圧のもとで1gの水の温度を摂氏1度だけ高めるのに要する熱量」と定義されています。

そして、**この熱量がどのように計測されているのかというと、測定したい食べ物を実際に燃やして測っているのです。**

まず、酸素を満たした「ボンベ熱量計」と呼ばれる密閉容器の中に、測定したい食べ物を入れます。その容器の周囲を水で囲い、中に入れた食べ物を完全に燃やします。それによって上がった水の温度を測定して、カロリーを決めているのです。

このカロリーの決め方をお話しすると、驚く人が少なくありません。こうして、カロリーをどうやって決めているかを知れば、気が付くと思います。太る・痩せるといった体重変化と、食べ物のカロリーにはまったく関係がないということに。

酸素で燃やして決める食べ物のカロリーと、体内の消化・吸収や、生化学的な代謝の間には何の関係もありません。にもかかわらず、「カロリーが高い＝太る」という考え方が、長年にわたり広く信じられてきました。

本来、食べ物の栄養は、カロリーではなく、糖質、タンパク質、脂質の量で表示されるべきです。そして栄養は、量だけでなく質も大切です。

これが、カロリー理論がすでに時代遅れになりつつある理由です。実際の人体におけるエネルギー代謝とカロリーの間には、何の関係性もないのです。

にもかかわらず、糖尿病の治療食では、長年にわたってこのカロリーが指針とされてきました。

「食事バランス」に根拠なし!?

次に「バランス理論」はどうでしょうか? これは「バランス良く食べれば健康になれる」というものです。

その内訳は、炭水化物が6割、タンパク質が2割、脂質が2割。病院食なども、おおむねこのバランスで献立が作られています。糖尿病食や糖尿病の食事指導でも、このバランスが指針とされています。

では、この「バランス」の根拠は何でしょうか?

なぜ、炭水化物、タンパク質、脂質の3つの栄養素が均等に3割ではなく、炭水化物だけが6割なのでしょうか?

実は、**「炭水化物6割」は、ごはんを主食とする近代の日本人の食習慣をもとに決められたに過ぎないのです。つまり、理論的かつ生理学的な**

根拠はないということです。

この指導内容を決めた当時なら無理もありませんが、栄養学や糖尿病についての研究が進んだ現代においても、昔ながらの食習慣に基づいて食事指導の内容を決めているというのは、さすがに「古い」。皆さんもそう感じるのではないでしょうか。

一方で、本書でこれからお伝えしていく、新しい糖尿病の食事指導には、理論的根拠があります。

「古い常識は非常識」とすべきときが来ているのです。

「ごはんを食べなさい」と指導しながらインスリンを打つ矛盾

従来の糖尿病の食事指導の内容が、時代遅れになっているというのは、これまでお伝えしたとおりです。次に、この旧来の食事指導をおこなうと、体にどういうことが起こるのか、順を追ってくわしく説明していきましょう。

まずは「エネルギーの6割を炭水化物から摂取」です。従来の食事指導では、これにより3食ともに主食をしっかり食べることが推奨されます。主食とはお米、パン、麺類などです。当然ですがこれらの主食は、糖質をたっぷりと含んでいます。そして、この糖質こそが血糖値を上げる主な原因です。繰り返しますが、**血糖値を直接的に上げるのは糖質のみです。**

タンパク質も過剰に摂取すれば肝臓などで「糖新生」という現象が起こり、血糖（ブドウ糖）に変換されます。しかし、その場合の血糖値の上昇はゆるやかです。
「糖新生」とは、エネルギー不足になったときに肝臓などで起こる、タンパク質や一部の脂質から血糖を作り出す作用です。一部の糖尿病患者さんでは、糖新生が過剰に起きることが、高血糖の原因となることもあります。

一方、糖質は血糖値を直接的に上昇させます。とくに白米や白いパンなどの「精製された糖質」は、玄米や全粒粉のパンなどの「未精製の糖質」よりも、消化・吸収されやすい形になっているため、摂取したあと、急速に血糖へと変わっていきます。

このとき、上がってしまった血糖値を下げる働きをおこなうのが、インスリンというホルモンです。しかし、糖尿病になると、インスリンの分泌量が低下したり分泌自体がおこなわれなくなったりしてしまいます。

糖尿病のほとんどを占める「2型糖尿病」は、食後に上がった血糖値を下げるためのインスリン分泌量が必要量より少ないがために、血糖値が下がらず、上がり過ぎてしまう病気です。

患者数は年々増えていて、2014年におこなわれた厚生労働省の患者調査では、糖尿病の総患者数は316万6000人と発表されています。**1990年当時の総患者数が149万4000人ですから、四半世紀ほどの間で倍以上になっています。**

原因は諸説ありますが、これほどまでに数が増えたのは、やはり糖尿病の主原因となる「糖質の過剰摂取」にあると考えるのが妥当でしょう。

2型糖尿病は、糖質の過剰摂取がなければ起きない疾患です。

炭水化物とは、糖質と食物繊維を足したものを指します。いわゆる白米や白パンなどの「主食」は、食物繊維が少ない炭水化物なので、ほとんどが糖質でできています。

こういったものを食べたとき、インスリンを分泌する働きが正常に保たれている方なら血糖値は速やかに下がります。しかし2型糖尿病の場合は、インスリンの分泌量が必要量より少なく作用が不足するため、血糖値はなかなか下がらず、食後の高血糖がいつまでも続いてしまいます。

糖質がすい臓を過労死させる

糖質の多い食事で血糖値が上がると、糖尿病の指標となるヘモグロビンA1cも上がります。

ヘモグロビンA1cは、過去1～2カ月の血糖値を反映して上下するため、糖尿病コントロールの指標として使われます。血糖値が高ければ、ヘモグロビンA1cも上昇するのです。

すると、医師は「ヘモグロビンA1cが上がりましたので、飲み薬（またはインスリン）を増やしましょう」と言います。もちろん、飲み薬やインスリンを一定量使うことで、落ち着く場合もあります。しかし、その場合も、**日々、糖質を多量に摂っている影響で、インスリンの分泌もとであるすい臓は酷使されているため疲れていってしまいます。**

具体的には、「β《ベータ》細胞」というすい臓の細胞がインスリンを分泌しなくなったり、アポトーシスという過労死を起こしたりしてしまいます。すると、自前のインスリンが減ってしまい、血糖値やヘモグロビンA1cがさらに上昇。結果、飲み薬やインスリンが増えることになるのです。

また、血糖値を強力に下げる薬やインスリンは、血糖値を下げるときに体にある反応を引き起こすことがあります。それは、「空腹感」です。

血糖値を下げるために薬を飲む、すると血糖値が下がる、それに反応しておなかが減る――というわけです。

空腹になると当然何かを食べたくなります。とくに血糖値が下がったときの空腹感は強烈で、血糖値を上げるために「糖質を摂りたい！」という、強い衝動に襲われます。

衝動に駆られて白米やパンを食べれば、当然、血糖値は上がります。そして次の診察で薬が増量される。さらに空腹感をおぼえるようになる。だから食べる。血糖値が上がる……という負の連鎖が起きている患者さんを、わたしは何人も診てきました。そして、これがそのまま進んでしまえば、最終的には「インスリン強化療法」という、1日3~4回、インスリン皮下注射をおこなう治療になってしまいます。

この最終的な状態、つまり、自前のインスリンが出なくなった場合、インスリンを外から注射する以外に血糖値を下げる方法はなくなってしまいます。インスリンの分泌を促すタイプの飲み薬が、まったく効かなくなってしまうからです。

さらに、糖尿病の進行は、深刻な合併症をも引き起こします。

3大合併症の「糖尿病性網膜症」「糖尿病性腎症」「糖尿病性神経障害」や動脈硬化などが起き、全身にその影響が表れ始めるのです。

このようなことがまだまだ日本各地で起きています。

しかし、ついにこの状況を変えるときが来ました。

糖尿病であっても、目や腎臓に合併症を起こさず、今までと同じように不自由なく過ごせる、そんな経過をめざせるときが来ています。

インスリンが起こす「低血糖」が怖い

インスリンの自己注射を始めるときは、医療機関で説明を受けます。まず「血糖値が上がっている」「内服薬では下がりきらない」「血糖値が高いままでは合併症が起きて大変なことになる」といった現状が伝えられ、その対策として「インスリンを打ち始めましょう」と説明されます。

こういった説明を受け、打ち方について指導されます。

インスリンは、ペンの形をしたタイプが主流で、使い捨ての針を取り付け、少量（インスリン2単位分もしくは指定量）を空打ちしたあとに腹部などに刺し、ボタンを押して皮下に注射します。

インスリン皮下注射に使われる針は、技術の向上により、ほぼ痛みを感じさせなくなっています。

そして、低血糖についても教わります。

「インスリンを打って、食事を摂らないと低血糖になる」ということです。最近おこなわれた診療報酬改定により、インスリンを導入するときは事前指導を必ず2回おこなうよう義務付けられ、以前より手厚く指導されるようになりました。

こうしたインスリンの自己注射において、最も恐ろしいのが「低血糖」です。

インスリンを打っていると、強制的に血糖値が下がり続けます。体内のすい臓からの自己分泌の場合は、血糖値が下がるとインスリンの分泌も減るため、致命的な低血糖にはなりません。

しかし、インスリンの自己注射をしている場合はこの調整が利きません。低血糖になっても、インスリンの効果が持続しているあいだは、血糖値が下がり続けます。そして血糖値が50㎎／dlくらいまで下がると、「低血糖症状」が出てきます。

まずは、強い空腹感やダルさをおぼえます。そして、冷汗が出る、顔面が青白くなる、動悸がするなど、交感神経刺激症状が起きます。さらに、頭痛、嘔気、生あくび、目のかすみなど、中枢神経系への影響も出てきます。そして、意識を失ったり、けいれんが起きたりします。

つまり、**低血糖はひどくなると命に関わるリスクがあり、大変危険なのです。**

インスリン自己注射では、「いかに低血糖を起こさずに治療するか」ということが大切になります。インスリン自己注射をしている場合、ヘモグロビンA1cを7％程度にするということが、現在の治療目標とされています。

これが何を意味するかというと、「下げ過ぎず、ほどほどのコントロールで満足すべき」ということです。

この治療目標には、「ACCORD Study（アコードスタディ）」という大規模臨床試験が影響しています。

これは、アメリカとカナダの77施設で2型糖尿病患者1万251例を対象におこなった、かなり大規模な臨床試験です。そこでヘモグロビンA1cを平均値7・5％とする標準治療群を、平均値6・4％とする強化治療群の総死亡率、および心血管死亡率が上回るということが起こりました。

このため、5年続く予定だった調査は3・5年で中止されたのです。

この調査が発表された2008年6月以降は、「インスリンで血糖値を下げ過ぎると低血糖で死亡するリスクが高まる」とされ、ヘモグロビンA1cの目標値は7%となりました。逆にいえば、これはインスリンによる低血糖の恐ろしさを表す結果ともいえます。

血糖値が上がるたびにどんどんインスリンを打ったり、インスリンを出す薬を内服したりするのは、可能な限り避けるのが賢明です。

インスリンは、体が常時分泌しているのと同じ少量の「基礎分泌」程度に保つことが大切です。

インスリンの3大慢性リスク「肥満」「認知症」「がん」

ここまでお伝えしてきた低血糖がもたらす弊害は、インスリンの「急性リスク」です。

「急性」というからには、「慢性リスク」も存在します。ところが**この慢性リスクは、ほとんど知られていません。医療関係者ですら知らないことがほとんどです。わたしはこの慢性リスクを「インスリンの3大慢性リスク」と呼んでいます。それが、肥満、認知症、がんです。**

インスリンの3大慢性リスクは、自分のすい臓から分泌される場合も、外から皮下注射する場合も、等しく発生します。

もちろん、インスリン自体は生命の維持に必要なホルモンであるため、基礎分泌分のインスリンは生きていくのに必要です。ただし、それを超える量のインスリンが体内にある状態が長期間続くと、慢性リスクが起こってきます。

この3大慢性リスクについては、第2章でくわしくお伝えします。

血糖値を直接的に上げるのは糖質だけ

繰り返しますが、血糖値を直接的に上げるのは、糖質のみです。

これは、全ての糖尿病患者さんに知っておいていただきたい事実であり、病院でおこなう糖尿病教室でも、必ず伝えるべきです。

アメリカ糖尿病学会（ＡＤＡ）が出している、糖尿病患者のための生活指導書『Life with Diabetes』にも、次のように記載されています。

「Only carbohydrates directly affect blood glucose levels.（血糖値を直接的に上げるのは糖質だけ）」

英語では、「糖質」をストレートに表現できる一般的な単語がないため

「炭水化物（carbohydrates）」と記載されています。炭水化物は食物繊維と糖質の両方を含む表現です。しかし食物繊維は血糖値を上げないので、残る糖質が血糖値を直接的に上昇させるといっているわけです。

2型糖尿病は、食事中の糖質が血糖に変わるところから始まる病気です。

代謝や遺伝要因もゼロではありませんが、主な発症原因が食事なのが「2型糖尿病」なのです。

2型糖尿病になると、糖質の多量摂取を繰り返すことで、インスリンを分泌する能力が低下し、インスリンの効果が落ちていってしまいます。そのため、治療においては、血糖に変わるものを摂取しない、ということが最も大切になるわけです。

また、**2型糖尿病では、糖質の摂り過ぎによる内臓脂肪の増加も、血**

糖値を上げる大きな要因の１つです。内臓周りの脂肪が、インスリンの働きを邪魔するからです。

脂肪をためこむ脂肪細胞からは、「アディポサイトカイン」という物質が分泌されています。アディポサイトカインにはいくつか種類があるのですが、なかにはインスリンの血糖値を下げる働きを邪魔する作用を持つものがあります。ここではそれを「悪玉アディポサイトカイン」と呼びましょう。

この悪玉アディポサイトカインは、内臓脂肪が増えるのと比例して、数が増えるといわれています。

また、脂肪細胞に脂質が過剰に蓄えられると、その脂質が細胞の外にあふれ、「遊離脂肪酸」として血液中に出てきてしまいます。血液中に遊離脂肪酸が多くなると、悪玉アディポサイトカインが増えたときと同じようにインスリンの効きが低下するといわれています。

つまり糖質を摂り過ぎると、

①内臓脂肪から放出される悪玉アディポサイトカイン
②細胞から血液中にあふれた脂質

この2つが血糖値を下げる働きを邪魔することになるのです。

薬物治療中は糖質制限による低血糖リスクに注意

多くの病気がそうであるように、糖尿病もなり始めはごく軽症です。この軽症で済んでいる、病気のなり始めのタイミングに対策を取れば、多くの糖尿病の方が救われます。直接的に血糖値を上げる糖質の摂取さえ控えれば、食後高血糖になることはなくなり、糖尿病にならずに済んだり、糖尿病を改善したりすることができるのです。

なお、すでに内服治療を受けている方は、糖質制限に理解のある主治医の先生とよく相談してから糖質制限を開始してください。**薬を内服しながら糖質制限をおこなうと、低血糖など、深刻なアクシデントが起きる可能性があるからです。**

また、糖質を控えるうえで注意したいのは、わたしたちがおかれている社会的状況です。

糖質制限のメリットを理解しても、実行しなければ何も良い効果は得られません。しかしながら、わたしたちの周りには、糖質があふれ返っています。スーパーやコンビニは、糖質でいっぱいです。外食をしても、主食として大量の糖質がついてくることがほとんど。手早くファストフードで食事を済まそうとしたときにはなおさら、糖質抜きはほぼ不可能だと思います。ラーメンやうどんなどの麺類の場合はとくに、摂れる栄養はほぼ糖質のみとなるでしょう。

また、「人と食事をしたとき、一人だけ食べないわけにもいかない……」という状況も非常に多く発生します。

このように、「糖質を摂るのが当たり前」の状況のなかで糖質制限を貫くには、強い目的意識が必要です。糖質制限がゆるくなったり、挫折したりする原因の1つが、この社会的背景です。

また、糖質は依存も引き起こします。強い糖質依存のある方は、依存症としての対応も必要になることがあります。

「間接的」に血糖値を上げるものとは？

血糖値を直接的に上げるのは糖質のみ、と繰り返してきました。ここで「直接的に」とわざわざ書いているのには、理由があります。それは、「間接的に」血糖値を上げるものがあるためです。消化・吸収されてすぐに血糖になるのではなく、そのあと、代謝されて血糖に変わるものがあります。

それは、「タンパク質」と「脂質」です。

47ページで触れた「糖新生」という代謝経路によって、タンパク質や一部の脂質は血糖へと変換されます。糖新生とは、その名の通り糖が食事から摂取できなくなったとき、違う材料を使って糖を新たに生み出す体の働きのことです。

糖新生は、基本的には肝臓で起こりますが、飢餓時には腎臓でも起こることが分かっています。

①血糖値が低い
②細胞内のエネルギーが不足している
③インスリンが効いていない

この3つの条件がそろったとき、「糖新生」は起こります。

飢餓状態になると筋肉量が減るのは、筋肉を分解し血糖へ変換するという、糖新生のシステムが働くためです。

ちなみに、食事でタンパク質を摂っている場合は、食品中のタンパク質が優先して使われます。ですので、食事で十分なタンパク質を摂っていれば、糖新生が起きても筋肉が減ることはありません。

一方、脂質は一部のみが糖新生にまわります。「**糖新生は主にタンパク質から、脂質は一部だけ**」とおぼえておいてください。「糖新生」は、本書で今後も登場する、糖質制限において重要なキーワードです。

すでにお伝えした「血糖値を直接的に上げるのは糖質のみ」というのは、最近になって見直され始めた血糖値の常識の1つです。それ以前は、タンパク質も脂質も血糖値を上げると考えられていました。血糖値が上がってくるまでに時間がかかるだけで、上がることは上がる、という認識だったのです。

これは、すでにお伝えした、糖新生による血糖値上昇と区別がついていなかったためです。

糖新生は、67ページで挙げた3つの条件がそろったときに肝臓や腎臓などで起こるもので、いわば「間接的な血糖値上昇」です。

とくに1型糖尿病の場合は、インスリンの自己分泌分が枯渇しているため、タンパク質摂取後でも血糖値は上がります。

現代では、こうした糖質とタンパク質、脂質それぞれの代謝の詳細が分かるようになり、きちんと区別され始めました。

脂質は太らない&血糖値にも影響なし

皆さんもよくご存じの通り、今まで脂質については「脂質悪玉説」が猛威を振るっていました。それを信じている方が、まだまだ多いのが現状です。

しかし、**コレステロール（脂質）の摂取基準は、日本でも2015年に撤廃されました。**

アメリカの大規模介入試験などのデータもそろい、脂質の冤罪は晴らされつつあります。アメリカの大規模介入試験では、5万人弱の閉経女性を、平均8・1年間にわたって追跡しました。
「脂質熱量比率20％で強力に指導したグループは、対象群と比較して心血管疾患、乳がん、大腸がんリスクを下げない」ことが、アメリカ医師会雑誌2006年2月8日号で報告されています。

つまり、脂質を摂っても摂らなくても、心臓や血管には何の影響もなく、乳がん、大腸がんのかかりやすさも変わらなかった、ということです。まさに、脂質に対する常識がひっくり返ったわけです。

脂質自体は血糖値を上げず、肥満の原因にもならない。
これが、脂質と血糖値に関する最新の常識です。

もっといえば、今まで避けられていた脂質こそが、糖尿病改善の鍵を握っています。

糖尿病は、食事で血糖値を上げないことが大切です。そして、タンパク質を過不足なく摂取し、残りのエネルギーを脂質で摂るのが「血糖値を下げる食事」です。

血糖値を短期間で劇的に下げる治療法

糖尿病の治療には、3大治療といわれる「食事」「運動」「薬」があります。ここでは、食事療法と薬物治療について説明していきましょう。

54ページでお伝えしたように、インスリンにはさまざまなリスクがあります。そのため、内服薬・食事の両方で血糖値の上昇を防ぎ、インスリンの分泌を必要最低限に抑えることに重点をおいた治療がとても大切です。

ところが世の中は逆の方向にいってしまっています。

一般的に、糖尿病の治療は薬物治療、つまり飲み薬の処方が中心となります。

最初の1剤として出される薬は、日本では「DPP4阻害薬」というもので、「血糖値が高いときにインスリンが出るようにする」というもの。つまり、インスリンを分泌させる薬の一種です。

そのため、インスリンの分泌能力がまだ残っている患者さんが服薬すると、インスリンの分泌が強く促進されてしまいます。

結果、血中のインスリンが過剰になる「高インスリン血症」を起こし、インスリンの3大慢性リスク「肥満、認知症、がん」が高まることになります。

また、インスリンが過剰になると「糖尿病性網膜症」や「糖尿病性腎症」のリスクも確実に上がります。

「糖尿病性網膜症」は、糖尿病により網膜の細い血管が障害されることから始まります。進行すると、「新生血管」という弱い血管が生まれ、そこから出血し失明する可能性があります。糖尿病からくる失明は、この糖尿病性網膜症によるものです。視覚障害者の5人に1人は、糖尿病が原因といわれており、生活の質を維持するうえで、糖尿病性網膜症の予防は大変重要です。

「糖尿病性腎症」は、細い血管の塊である腎臓が障害されることで起こります。進行すると腎不全となり、人工透析を導入することに。ちなみに、透析導入の原因となる疾患の第1位は糖尿病です（36ページ・グラフ3）。

網膜症も腎症も、細い血管が損なわれることで起こっているわけです。同じように、足の血管や神経がダメージを受けると、潰瘍《かいよう》や壊疽などを起こす「糖尿病足病変」となってしまいます。

DPP4阻害薬以外にも、インスリン分泌薬は多く使われています。一方で、網膜症や腎症、足病変から失明、透析、下肢切断になる糖尿病患者さんが後を絶ちません。

日本では毎年、糖尿病性網膜症から3000人が失明し、糖尿病性腎症から1万6000人が透析導入となり、糖尿病足病変から3000人が足の切断に至っています。きちんと通院して、内服治療や食事療法を受けていても、これらの合併症が次々と起こっています。

一方で、わたしがおこなっているインスリンを少なく保つ「インスリ

ン・オフ療法」では、これらの合併症は皆無です。つまり薬物治療では、主流となっているインスリンを分泌させる薬ではなく、インスリン分泌量を抑制する薬が、糖尿病の合併症を減らすことにつながるのです。

現在日本において、インスリン・オフにつながる薬は、次の4種類があります。

⑴メトホルミン

糖新生を抑える作用がある薬剤で、その作用をもつ薬剤は基本的にはこれしかありません。インスリン分泌量が少ないケースでは、糖新生が亢進しているため、メトホルミンが適しています。とくに空腹時血糖が高い患者さんは、インスリン分泌量が低下している傾向があります。

メトホルミンは他にも、小腸からの糖の吸収を抑えたり、体の各組織に糖を取りこむのを助けたりするなど、多彩な効果を持っています。古くからある薬で、薬価が安いのもメリット。このため、海外では糖尿病患者さんに最初に出す薬となっています。

ただし、大きな注意点があります。それは副作用がとても多いということです。メトホルミンの先発品「メトグルコ」の薬剤承認時までの臨床試験においては、640例中409例（63・9％）で副作用が認められています。

これはかなり多いと言わざるを得ません。処方する医師はもとより、実際に飲む患者さんにも十分な注意喚起が必要な薬剤です。代表的な副作用には、乳酸が体にたまって酸性となる「乳酸アシドーシス」や、食欲不振、下痢などが挙げられます。

メトホルミンが起こす乳酸アシドーシスに関しては、306ページでくわしくお伝えします。

(2) α-グルコシダーゼ阻害薬

小腸の中で糖質の消化を遅らせ、血糖値の上昇を穏やかにする薬。名前の通り「α-グルコシダーゼ」という消化酵素の作用を阻害し、糖質を消化する最後のステップをゆるやかにします。

副作用はあまりありませんが、腸に作用するので、おなかの膨満感や下痢、便秘などが起こることがあります。重い肝硬変を患っている方は、高アンモニア血症のリスクがあるため注意が必要です。

フィルムタイプなどもあり携帯しやすいので、「普段は糖質を控えているけれど今日は付き合いがあるから食べるかも」という場合など頓服薬として服用できる薬剤です。

(3)ピオグリタゾン

インスリンの効きを良くする薬です。

①インスリン受容体の結合部以降に作用して、インスリン抵抗性を減らす

②肝臓に作用して糖新生を抑制する

③末梢組織による糖の利用を高めて血糖値を低下させる

という3つの作用が知られています。

低インスリン状態には良さそうな薬ですが、女性では浮腫が起こりやすく、心不全を発症、増悪させるなど、さまざまな副作用があるため、副作用の兆候がみられた場合は、速やかな中止や減量が必要です。

また海外では、この薬を使用して膀胱がんを発症した患者さんが、使

用していない場合に比べてわずかに多かったという報告があります。そのため日本でも、医師が膀胱がんのリスクについて患者さんへ説明するよう厚生労働省が指導していて、薬の添付文書にもその旨が掲載されています。

⑷ SGLT2阻害薬

糖尿病の薬剤のなかでは新しいタイプで、糖を尿に出して血糖値を下げる薬です。腎臓の「近位尿細管」では、尿を作る過程で糖質を再吸収していますが、その再吸収を一部ブロックして、尿に糖を出すように働きかけるのです。

副作用としては、尿に糖というエネルギー源を出すため、体重減少が起こります。肥満の糖尿病患者さんの場合はメリットですが、一方で、痩せている患者さんの場合は服用するとさらに痩せてしまうため、少量にする、もしくは処方を見合わせるなどの注意が必要です。

以上、4つのタイプの薬剤が、インスリン・オフ療法で使う薬剤です。

これらの薬剤を組み合わせて、血中インスリン濃度を低く保ち、糖尿病性網膜症や糖尿病性腎症などの合併症を防ぎます。

①食後血糖値を上げない食事をする
②4種の薬剤でインスリン量を低く保つ
この2点を実行することで、発症直後の2型糖尿病であれば、血糖値が速やかに改善します。


ただ、薬剤はあくまで「お手伝い」的なものです。

全ての基本である食事を、患者さん本人がしっかり改善しなければ、す

い臓は疲弊して、いずれ自前のインスリンは出なくなってしまいます。

すると、どんどん痩せていく「2型糖尿病の末期状態」は避けられません。こうなったら、やはりインスリンを投与し、基礎分泌と呼ばれる量を補う必要が出てきます。

そうなる前に、しっかりと糖質をおさえ、必須栄養素は十分に摂る、という食生活を身につけることが大切です。

糖質依存からの抜け出し方

糖質は依存性があるため、「マイルド・ドラッグ」ともいわれています。ニコチンやアルコールと同じように、自分の意志で断ち切るのが難しく依存しやすいのです。

なかなか糖質をやめられない人は「糖質依存症」という病気になって

いるかもしれません。すぐに糖質を断てる人と、なかなか糖質から離れられない人の差はここにあるのです。

しかし糖質には、禁煙補助薬や抗酒薬などのような依存を断ち切るための薬剤がないため、自らの意志で依存を断ち切るしかありません。

このときネックになるのが、糖質依存症が一般にあまり知られていないということです。その根幹には「3食キッチリ、糖質を摂らなくてはいけない」といった根拠のない「古い常識」があります。加えて私たちのまわりには糖質があふれているので、日常生活のなかで糖質を遠ざけるのは容易なことではありません。今の世の中で、「糖質を摂らない」という選択をし続けるのは非常に困難なのです。

また、糖質をやめられないのは、「意志が弱いから」でも「だらしないから」でもないということをおぼえておいてください。というのも、やめられない背景には「代謝の崩れ」が隠れていることが多いからです。

体の代謝が崩れると、体は糖質を強烈に求めてしまうのです。次のページからくわしく説明していきましょう。

鉄不足で糖質依存になる

通常、人体では細胞の中の「ミトコンドリア」という器官で効率の良いエネルギー代謝がおこなわれています。これがきちんとできなくなると「代謝の崩れ」が起こります。そして、その**「代謝の崩れ」に関して、最も影響が大きいのが「鉄欠乏症」です。**

鉄欠乏と糖質依存。一見、関係がないように思えますが、実は密接な関係があります。

人体のエネルギーは、細胞の中の「ミトコンドリア」という微小な器官で作られています。いわば、細胞の中の発電所のようなものです。ミトコンドリアは、細胞1つあたりに数百から数千個も存在し、人間の体重の1割を占めています。

通常はこのミトコンドリアが酸素を使って、糖質や脂質をエネルギーに変換しています。このミトコンドリアのエネルギー代謝は、非常に効率が良いのですが、さまざまな栄養素を必要とするのが難点です。

代表的なものは、ビタミンとミネラルで、なかでも最も大切なのが、鉄です。

鉄はエネルギー代謝の最終段階で必須の栄養素で、不足していると、それ以前の全ての段階で代謝が正常におこなわれたとしても、代謝はストップし、エネルギーが作られなくなってしまうのです。

つまり、鉄欠乏症があるとミトコンドリアがきちんと働かず、エネルギーがうまく作れなくなるのです。

すると、体はもう1つの異なる代謝の回路を働かせ始めます。それが、より原始的なエネルギー代謝回路である「解糖系《かいとうけい》」です。

これは酸素もミトコンドリアも使わない代謝で、細胞の中の「細胞質」でおこなわれます。この代謝はビタミンやミネラルを必要としませんが、非常に非効率的で、体を酸性に傾けたり体温を低下させたりします。

そして、解糖系の材料となるのは「糖質」のみ。鉄欠乏症の方が糖質を渇望するのは、この解糖系エンジンが働くためです。
体のあちこちの細胞が糖質しか使えない状態になり、効率が悪いために体が多くの糖質を欲するようになるわけです。

つまり、**鉄不足は糖質依存を発生させるのです。**

貧血女性は甘党になりやすい⁉

鉄欠乏症の人は、他のビタミンやミネラルの欠乏も起こしがちです。なぜなら食生活が糖質に偏っているためです。

鉄欠乏になっているかどうかは、血液検査で分かります。

鉄には「血清鉄」と「フェリチン」の2種類があります。血清鉄は、血液中に存在するすぐ使える状態の鉄、対してフェリチンは貯蔵鉄と呼ばれる蓄えられている鉄です。血清鉄が手持ちの現金、フェリチン（貯蔵鉄）が現金小切手に例えられたりします。

炎症反応や肝臓の数値まで測る必要があるのは、フェリチンの数値が炎症や肝障害で上昇してしまうためです。

実際にフェリチンの数値が十分でも、炎症や肝障害で上がっているだけで実際は鉄欠乏だったということはよくあります。

そこで、フェリチンが炎症などで上昇していて、鉄不足かはっきりしない場合は、鉄を運ぶタンパク質がどれくらいあるかを示すＴＩＢＣ（総鉄結合能）という数値を確認し、それが上昇していれば鉄不足と判断します。

理想的なエネルギー回路
ミトコンドリアエンジン

▼
▼

【鉄が**足りている**とき】

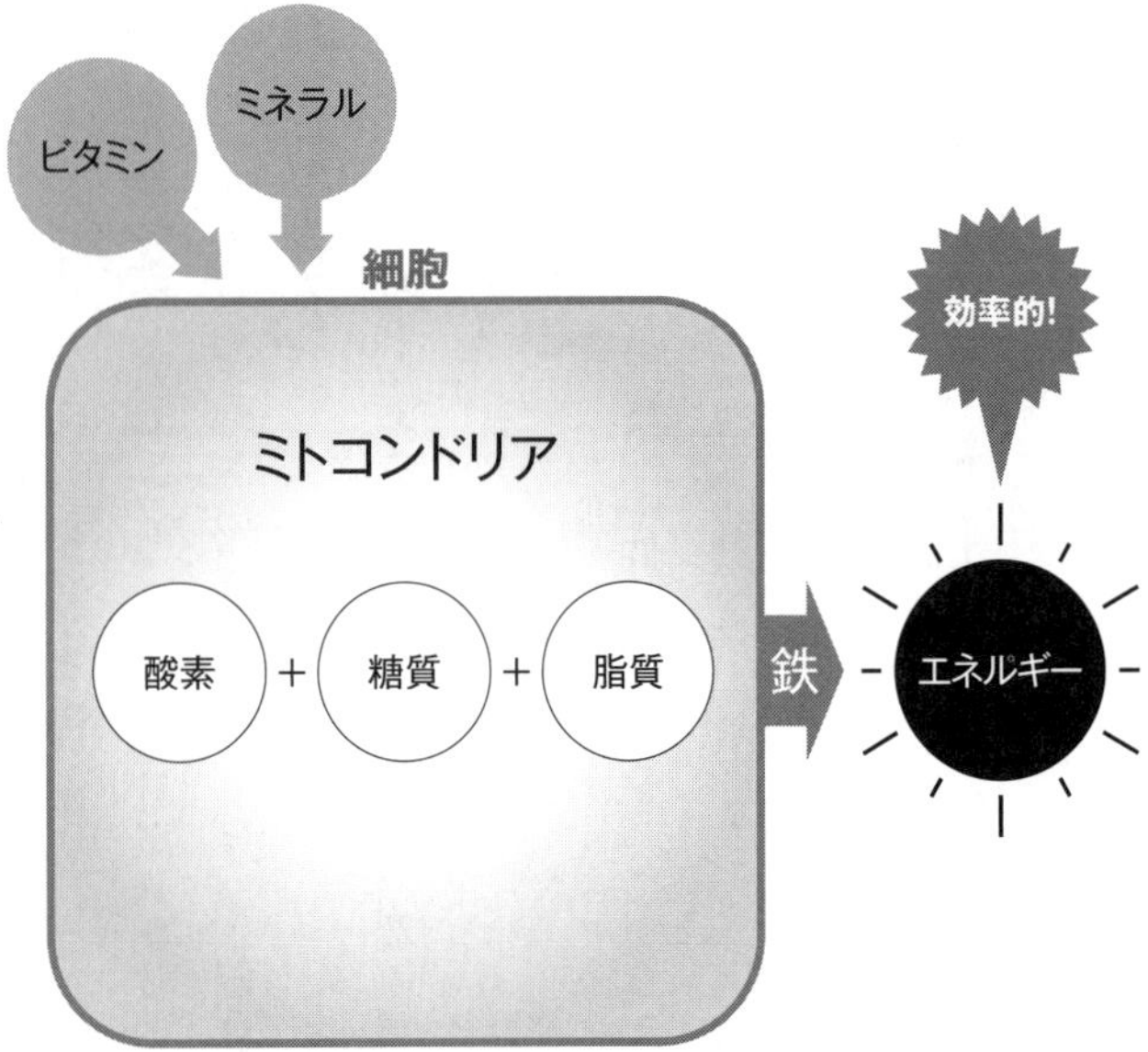

糖質依存になるエネルギー回路
解糖系エンジン

▼
▼

【鉄が**不足している**とき】

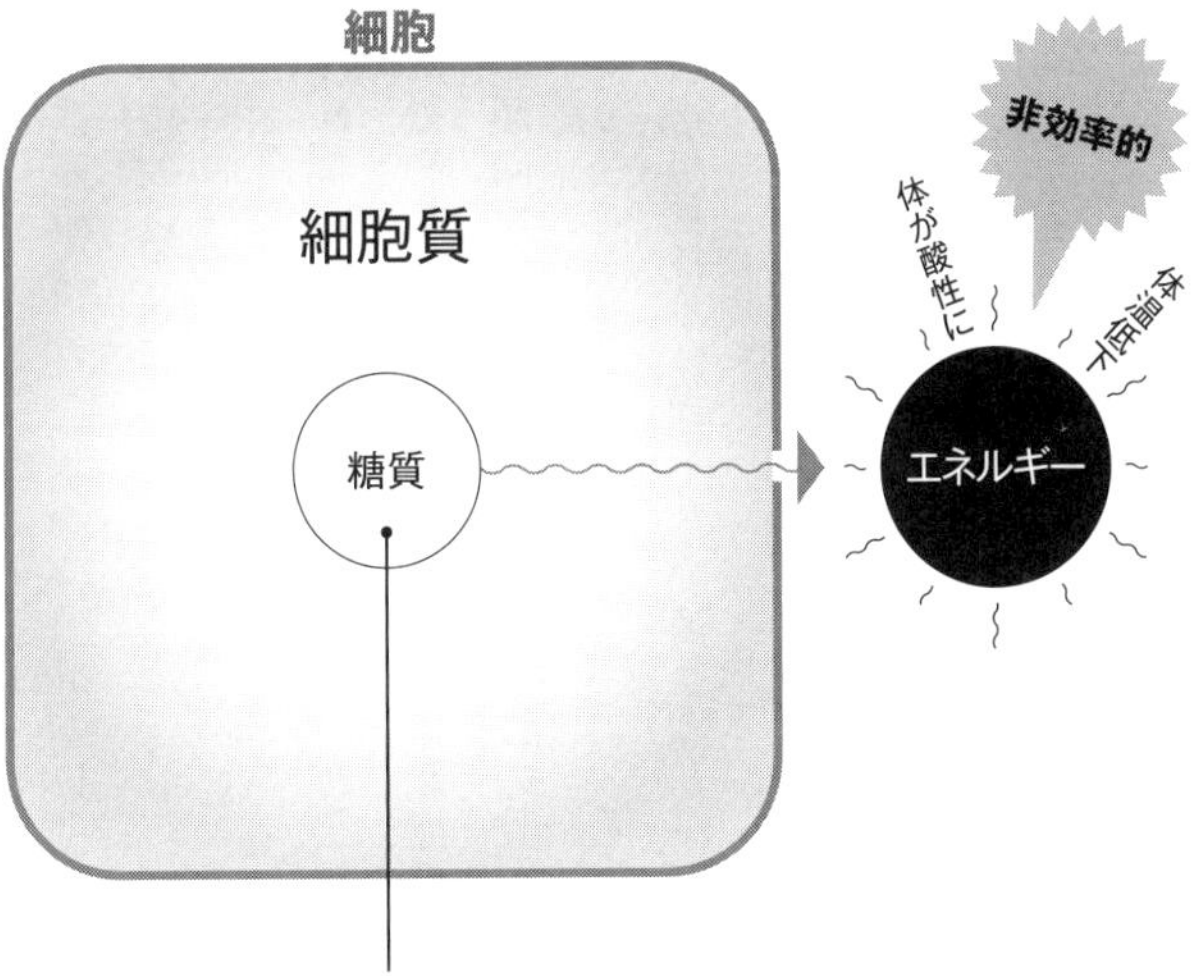

材料がコレだけだから

「糖質が欲しい!」となる

以上のことから、わたしは血清鉄、フェリチン、TIBC、炎症反応、肝臓の数値などで総合的に鉄欠乏を判断しています。

糖質がどうしてもやめられないという人は、鉄不足かどうか、一度一連の検査を受けることをお勧めします。日本人には鉄欠乏症の人が非常に多く、とくに女性はその傾向が強いといえます。女性の甘いもの好きは、鉄欠乏からきているのかもしれません。

鉄不足の場合は、鉄が豊富な食材や鉄剤などで補うことが、糖質依存から抜け出す第一歩となります。

精神的な糖質依存の場合

「代謝の崩れ」の原因は、鉄の不足以外にも、タンパク質やビタミン、鉄以外のミネラル不足の可能性もあります。

先にお伝えしたように、ミトコンドリアエンジンが行うエネルギー代謝は、効率が良い分、多種類のビタミン、ミネラルを必要とします。

糖尿病においては、ビタミンではとくにビタミンB3、C、E、ミネラルでは亜鉛やマグネシウムなどが大切な栄養素になります。

どれか1つをたくさん摂るのではなく、どれも必要十分な量を摂取することが代謝の正常化につながります。

栄養状態に問題がなく、「代謝の崩れ」も起きていないという、精神的な糖質依存の場合は、カウンセリングも必要となります。

また、精神的な糖質依存の患者さんには、思いこみが強いという傾向があります。

・主食は健康に欠かせない

・糖質を摂らないと力が出ない
・糖質抜きでは頭が働かない
などです。

糖尿病治療はかつてない転換期を迎えつつあります。

このような一大転換期には、たとえその道の権威でも、旧態依然とした治療法を続けているようでは本質的な改善に結びつかない可能性があります。各種メディアでも旧来の間違った情報をまだまだ目にします。

情報を取り入れるときにも、賢く取捨選択することが必要です。それが、糖質依存脱却への一歩となるのです。

糖尿病が劇的に改善した患者さんたち

ここまでは「こうすれば糖尿病は良くなる」という説明をしてきました。つまり、

- **糖質を控えてタンパク質と脂質を摂る**
- **インスリンを必要最低量に保つ（薬剤を含める）**

ということです。

では、いったいその方法でどのくらい良くなるのか。実際の患者さんたちの経過を解説していきます。

ケース
1

Y・Nさん
50代後半 男性

ヘモグロビンA1c 11・2%⬇6・0%
食事の改善のみで好転

薬の服用なし、食事療法のみで改善したという理想的なケースです。**糖尿病になってからの期間が短ければ短いほど、食事療法での改善効果が高くなります。**糖尿病も、早期発見・早期治療が大切です。

Yさんは、健康診断で糖尿病を指摘されました。

ヘモグロビンA1cは6・5%以上で糖尿病の診断基準を満たす数値となり、2回以上ヘモグロビンA1cが高いか、同時期の血糖値が高ければ、糖尿病と診断されます。8・5%を超えれば重症、10%以上あると即日入院を勧められるくらいの重症度となります。

Yさんの場合、このヘモグロビンA1cが、健康診断でなんと11・2%もありました。

通常ですと、「糖尿病の教育入院」が2週間程度おこなわれるほどの重症患者さんです。従来治療の場合は、炭水化物6割の1600kcal程度の食事が出され、1日3~4回の血糖値測定と、インスリン投与がおこなわれます。

しかし、当然ながら炭水化物6割の食事は糖質が多いので、食事のたびに血糖値が上がります。そのたびにインスリンが投与され、薬の作用で速やかに血糖値が下がり、強い空腹感をおぼえたり、イライラしたりします。つまり、**従来の糖尿病教育入院は、強い空腹感とイライラとの戦いなのです。**

Yさんは仕事の都合で入院できなかったため、外来で薬の服用とともにに糖質を制限する食事療法を始めました。

外来での説明で納得されたYさんは、すぐに3食とも主食を抜き、その他の糖質も控え、しっかりした糖質制限を開始されました。

大本の食事をすぐに変えるのは容易なことではありませんが、変えればば変えただけの改善効果を得られます。糖質制限を確実におこなったYさんは、2型糖尿病の大きな要因である「食事からの血糖値上昇」が大幅に改善されました。ご本人の努力が実ったわけです。

その結果、当然ながらへモグロビンA1cがみるみる低下し、初診から半年後には、なんと内服がない状態で6%まで下がったのです。

糖尿病になってからの期間が短ければ、食事療法をキッチリやるだけで、このくらい速やかに改善します。

ケース1は早期発見と適切な治療による改善の好例となりました。

ケース
2

T・Sさん
50代後半　男性

ヘモグロビンA1c 10・5%➡6・3%
緩徐進行1型糖尿病でもインスリンの自己注射を回避

「緩徐進行1型糖尿病（以後、SPIDDM）」という言葉は、あまり聞いたことがないと思います。糖尿病のなかには1型と2型がありますが、SPIDDMはそのあいだのような状態です。

糖尿病のほとんどは「2型糖尿病」です。肥満だったり、すい臓が弱かったりして徐々に血糖値が上がり、中高年になり糖尿病の診断を受けるパターンです。

対して小児に多い1型糖尿病は、インスリンが自分のすい臓からまったく出ないため、インスリンの自己注射が欠かせません。

そして、SPIDDMは名前のとおり、1型に向かってゆるやかに進行していく病態です。くわしい原因は不明ですが、なんらかの免疫異常により自分のすい臓の細胞に対する抗体が作られ、細胞を破壊してしまうとされています。インスリンを作るβ細胞が破壊されるため、当然ながらインスリンの分泌がストップしてしまいます。

Tさんは、前医での治療中、典型的なSPIDDMの経過をたどっていた方です。糖尿病と診断されてから、きちんと通院しながら内服を開始。近年では、薬の服用で6％台半ばから後半で比較的安定していたそうです。ここまでは、通常の2型糖尿病の経過です。

しかし、あるとき突然、6・8％から10・5％に上昇。2型糖尿病でこういった急な増悪がある場合、果物やスイーツを食べるようになったなど、食事が原因のことが多くあります。しかし、Tさんの場合はご本人もご家族も非常にしっかりされており、食事には大きな変化がありませんでした。

これは通常の経過ではないと危機感を募らせたご家族が、インターネットで情報を探し、当時わたしが勤務していた病院を受診。検査の結果、わたしはSPIDDMと診断しました。


ヘモグロビンA1cの急な上昇自体はよくあることです。

しかし、通常の糖尿病の増悪と、TさんのようなSPIDDMの発症ではそのあとの経過が大きく異なります。異常を感じてわたしのところの受診を勧めたのは、ご家族のファインプレーでした。

通常の医療機関では、この段階でインスリンが導入されます。緩徐進行とはいえ、ヘモグロビンA1cが10%に上昇しているため、間もなく完全に1型になると予想されるからです。その場合は血糖値がどんどん上がり、命に関わるために、多くの医療機関では、速やかなインスリンの自己注射の導入を勧められます。

しかし、**ＳＰＩＤＤＭの進行をストップさせて、２型糖尿病のままに保つ方法はあるのです。**ここまで読んでいただいた方ならすでにお分かりでしょう。

わたしは、食事の面では糖質を控えてすい臓への負担を減らすよう指導し、同時にインスリンが少なくて済む薬を使いました。

その結果、**ＴさんのＳＰＩＤＤＭは１型へ進行することなく、ヘモグロビンＡ１ｃも初診から４カ月後には、６・３％に改善。**

インスリンの分泌量はやはり減っていましたが、その少ないインスリンでも支障がなかったのは糖質オフの食事のおかげです。

こうしている今も、日本全国にはＳＰＩＤＤＭで早期のインスリン導入をされている患者さんがいらっしゃいます。しかしそのなかには、Ｔさんのように適切な食事と処方によって、インスリンなしで進行を防げる方が確実にいるはずです。

ケース
3
M・Nさん
70代後半　男性

インスリン36単位⬇0単位
脱インスリンの成功事例

従来の治療でもインスリンが不要になる症例はたくさんあります。その多くは、糖尿病が発見されてすぐにインスリンが導入されたケースです。

血糖値が落ち着いており、かつ、1日のインスリン量が10単位くらいであれば、インスリンをやめるのは難しくありません。

一方で、長年にわたってインスリンを20単位以上打ち続けている患者さんの場合、従来の治療でインスリンをやめられることはほとんどありません。

しかし、**糖質制限の食事とインスリン量を抑える適切な薬剤を取り入**

れれば、インスリンはかなりの単位数でもやめることが可能です。

このケース3は、従来やめることが難しいとされてきた、インスリン36単位をやめることができた好例です。

Mさんの治療変更前は、当然ながら他院での従来治療でした。「ノボラピッド50ミックス」という、打ってすぐに効果を発揮する「速効型」と、長時間にわたって効果を発揮する「持続型（持効型）」が半分ずつ混ざったインスリンを打っていました。

朝食直前に24単位、夕食直前に12単位、合計1日に36単位でした。にもかかわらず、当時のヘモグロビンA1cは9・1％とかなり高め。しかも、インスリンの血糖降下作用で低血糖も頻発していたのです。

当院の受診後は、しっかりとした糖質制限を実践。2カ月後にはインスリンの自己注射を終了し、内服のみとなりました。

そして**糖質制限を始めた6カ月後には、ヘモグロビンA1cが当初の9・1%から6・5%に改善しています。**

このとき（治療スタートから半年後）、まだインスリンを分泌する作用のある薬剤（DPP4阻害薬など）を使用していましたが、今は、インスリンを分泌しない薬剤を使う「インスリン・オフ療法」へ変更することに成功し、インスリンなしのままで経過しています。

Mさんのようなケースは、従来の治療では「これから一生インスリンの注射が必要です」と言われます。

しかしインスリン・オフ療法では、糖質を制限する食事を実践することで、半年で36単位のインスリンをやめることができました。

ケース
4
T・Tさん
60代前半　男性

インスリン76単位➡0単位
2型糖尿病歴25年の患者さんが半年で好転

Tさんは25年来の2型糖尿病の患者さんで、インスリンを1日76単位も打っていました。

インスリン注射の内訳は「ノボラピッド70ミックス（超速効型が7割）」が朝食直前に12単位、昼食直前に22単位、夕食直前に26単位、「レベミル（持続型）」が就寝前に16単位の1日4回打ちという、「インスリン強化療法」の状態でした。

インスリン強化療法とは、このように速効型と持続型を組み合わせて、1日3～4回インスリンを打つ方法のことです。速効型3回のみの場合も強化療法に含まれます。

このときのTさんは、ヘモグロビンA1c8・2％、体重は96・8kgと、肥満でもありました。

来院後、治療方針を従来型のものから変更し、糖質制限の食事療法を始め、インスリンも注射から内服薬へと、徐々に切り替えていきました。6カ月後には体重が88・9kgと、7・9kgの減量を達成。そして、ヘモグロビンA1cは6・1％と、大幅な改善がみられました。

このときに使用した内服薬は、以下の通りです。

・「オングリザ錠（5mg）」朝1錠　インスリンの分泌を促進
・「メトグルコ錠（500mg）」朝2錠、夕2錠　血中の糖を減らす
・「セイブル錠（75mg）」毎食直前1錠　食後高血糖の改善
・「グルファスト錠（10mg）」毎食直前2錠（1日6錠）　インスリンの分泌を促進

・「ルセフィ錠（5㎎）」朝1錠　尿中に糖を排出

これは、わたしが考案した「SPT」という治療方法です。

SPTは「Spike Prevention Therapy」の略で、インスリン注射をやめつつ、糖尿病の食後高血糖を抑えることに主眼をおいた治療法です。

ただし、インスリンの分泌を促す薬を使うので、あくまでインスリン注射をやめる際の一時的な方法です。

インスリンの自己注射をしており、投与量が多い場合は、まずSPTを開始し、次に「インスリン・オフ療法」へと変えていきます。インスリン・オフ療法へと移行するときは、まずインスリンを直接的に分泌させる「グルファスト錠」を中止。次に間接的にインスリンを分泌させる「オングリザ錠」を中止していきます。

SPTでインスリンを分泌させる薬はこの2剤のみですから、これで

「インスリン・オフ療法」に切り替わることになります。

数カ月かけて薬を変更しつつ、その間に患者さんには糖質制限についての理解を深めていただき、実践につなげます。

インスリンをやめることで得られるメリットは次の通りです。

①低血糖による「異常な空腹感」がなくなり、不必要な間食や糖質の摂取が減少。

②インスリンによる低血糖がなくなるため、安全に糖質制限ができるようになる。

③「塩分と水分をためる」というインスリンの作用が減るため、肥満や浮腫、高血圧も改善される。

④倦怠感・疲労感の改善

なかでも体重減少や浮腫などは、ＳＧＬＴ２阻害薬の効果もあって、かなりはっきりと改善する症例がよくみられます。この症例でもまさに、そういった体の変化が起きました。

インスリンを段階的にやめることで、ヘモグロビンＡ１ｃが下がるだけでなく、さまざまな部分で体調が好転するのも、この治療の特徴です。

ケース
5

T・Iさん
40代後半　男性

インスリン97単位⬇0単位
最大のインスリン減量に成功した例

ケース４の76単位の中止も、従来の治療の常識では「まったくあり得ない」ことですが、ここではさらに多い、97単位ものインスリンを終了できた症例をご紹介します。

Tさんは、10年来の2型糖尿病の方でした。当然ながらそれまでは、従来式の治療をおこなっており、そのときのヘモグロビンA1cは8・5%でした。

自己注射は「トレシーバ」という持続型のインスリンを昼食前に32単位、「ノボラピッド」という超速効型のインスリンを朝食直前に21単位、昼食直前に23単位、夕食直前に21単位、1日に合計97単位を打っていました。

体重は112・8kgとかなりあり、「肥満ホルモン」でもあるインスリンの作用が現れていました。

しかし、治療方針を変更してから6カ月後には、97単位にものぼっていたインスリンの自己注射を終了していました。

インスリンをやめたことと、SGLT2阻害薬の効果で、体重も98・

５kgになり、半年で14・３kgも減量しました。

そして、**ヘモグロビンA１cは６・５%と、インスリンの自己注射をやめたにもかかわらず、打っていたときよりもずっと良好な数値へ改善したのです。**

この時点での治療は、ケース４と同じSPTでした。その後、Tさんもインスリン・オフ療法へと変更することができ、現在もインスリンなしで経過しています。

これらのケース以外でも、インスリンを自己注射していた多くの２型糖尿病の患者さんたちが、同様の治療で脱インスリンを叶えています。

このように、インスリンの基礎分泌という、最低限のインスリン分泌が保たれている２型糖尿病の場合は、インスリンの自己注射をやめることができるのです。

ただし、基礎分泌がない状態、つまり1型糖尿病では、基礎分泌に相当するインスリンを外から投与する必要があります。

糖質制限を主軸とした治療は、不適切におこなうとエネルギー不足や低血糖を招きます。インスリンを使用している場合はとくに、低血糖の危険があるため、経験のある医師の指導の下で慎重におこなう必要があります。

しかし、適切におこなえば糖尿病の大幅な改善が確実かつ速やかに見られます。さらに、血中インスリン量を少なく保つ「インスリン・オフ療法」の併用で、合併症をも防ぐことができます。

そして、この治療は特殊な装置や検査が必要ありません。通常の糖尿病治療と同じ設備で、日本全国どこででも、すぐに始められます。

もちろん、適切におこなえるように医師自身の研鑽はもちろん、患者さん自身も学ぶ必要はあります。

しかし、**糖尿病患者さん自身が学び、自分の意志で食事を改善すれば、自分の健康に大きな影響を与えることができます。そして確実にそんな時代になってきています。**

第2章　糖質が体をむしばむ

2

糖質の正体

糖質を摂ると食後は高血糖状態になり、それに続いて高インスリン血症が起こり、インスリンによって臓器障害作用が起こるということをお分かりいただけたと思います。しかし、糖質が及ぼす体への影響はそれだけにとどまりません。この章では、糖質が体に与える影響について掘り下げていきましょう。

人類はもともと、糖質控えめの食事が基本でした。日本の歴史をみると、庶民が米飯を1日3回食べられるようになったのは、つい最近。江戸時代の江戸の町民くらいからといわれています。

また生理学的にみて、血糖値を上げるホルモンが5種類（成長ホルモン、甲状腺ホルモン、グルカゴン、アドレナリン、コルチゾール）もあるのに、血糖値を下げるホルモンはインスリンしかありません。

血糖値を下げるホルモンが1種類しかないのは、人類が過剰な糖質にさらされずに生きてきたからでしょう。

ところが、現代の日本には糖質があふれています。糖質を制限するには強い意志が必要で、過剰に摂る方が何倍も簡単です。**実際に現代の日本人が摂取している糖質量は、許容量オーバーといえます。**

これまで、「健康に気を使っている」という人が気にしていたのは、カロリー、食事バランス、野菜や塩分の量などでした。

つまり、糖質のことはまったく考えていなかったわけです。

飲食店のメニューなどでも、塩分とカロリーの記載はありますが、糖質量の記載を見かけることはほとんどありません。また、今でも1日3食、「主食」として炭水化物を摂取する食事が一般的です。

ちなみにごはん1膳（150g）に、糖質は約55g含まれています。つまり、ごはんを3回食べるだけで、約165gもの糖質を摂取することになります。これに加えて、おかずにも糖質が含まれているため、ごく一般的な食習慣を取り入れている方でも、1日に合計200g以上もの糖質を摂っていることになるのです。

これを1個3gの角砂糖に換算すると、1日に角砂糖66個分の糖質を摂っていることになります。

わたしは、80〜120㎎／dlが血糖値の正常範囲だと考えていますが、**主食とおかずで多量の糖質を摂った場合には、糖尿病ではない人でも140㎎／dlを超えます。これはかなりの赤信号で、適切な量の糖質を摂ったときにはあり得ない数値です。**

そして、ここまで高血糖になると、**糖質は周囲のものと反応して「糖化」を引き起こします。** 糖化とは、余分な糖質が結びつくことで体内のタンパク質などを変性させてしまうこと。最近、糖化は老化を促進する最大の要因であるとして注目を集めているので、ご存じの方も多いと思います。

糖尿病の血液検査で測定するヘモグロビンA1cは、血液中の赤い色素である「ヘモグロビン」に糖質がくっついて、糖化したものです。

つまり、ヘモグロビンA1cは、どれだけ糖質をたくさん摂っているのか、摂った糖質で体がどれだけダメージを受けているのかの指標ともいえるわけです。

3食とも糖質過多の場合、1日3回、体は大きなダメージを受けてしまいます。そして、従来式の食事をしている人は、それが1年中、365

日、ずっと続きます。

従来、健康的だと思われていた「主食を中心にバランス良く」という食事は、インスリンのダメージを受けるための食事、糖尿病になるための食事ともいえるのではないでしょうか。

「日本人の6人に1人が糖尿病予備軍」という統計が、その答えです。

糖尿病の主原因は、ズバリ、糖質

糖尿病は大きく分けて、自分のすい臓からインスリンがまったく分泌されない「1型糖尿病」と、分泌ができている「2型糖尿病」の2つがあります。

糖尿病患者のうち、9割以上が2型糖尿病にあたります。

健康診断で血糖値がひっかかり、医師から「そろそろ治療が必要ですね」とか「要注意」を言い渡される人のほとんどは、2型糖尿病もしくはその予備軍です。その数は実に、国内で2000万人にものぼります（34ページ参照）。

インスリンの自己分泌が保たれているのに2型糖尿病になってしまうのは、インスリンの作用そのものが不足するためです。

この「インスリン作用不足」状態の原因は、2パターンあります。それぞれみていきましょう。

(1) インスリンが効きづらいケース

インスリンが効きづらくなるのは、主に内臓脂肪の影響です。

63ページでくわしくお伝えしたように、内臓脂肪が増えると、血糖値を下げるのを邪魔する悪玉アディポサイトカインがたくさんできてしまうため、インスリンの効きが悪くなります。繰り返しますが、その原因は糖質です。

①糖質を摂取してインスリンが多量に出る
↓
②食べた物が内臓脂肪になる
↓
③増えた内臓脂肪がインスリンを効きづらくする
↓

④血糖値が下がらないからさらにインスリンが
　分泌される
　　　　　↓
⑤多量のインスリンがさらに内臓脂肪を増やす

この①から⑤の繰り返しが、2型糖尿病へとつながっていきます。糖質を摂ることを断てば、この不幸の連鎖は起こりません。

ちなみに、すでに肥満と判定されている場合には、糖質制限だけでは肥満が改善しないこともあります。

肥満かどうかは下の肥満判定基準を参考に計算してみてください。「2度肥満」以上だった場合は、

肥満の判定の仕方

身長と体重から体格指数(**BMI**=body mass index)を求める。

体重{kg}÷(**身長**{m}×**身長**{m})=**BMI**

※BMI22=**理想値**、25以上30未満=**1度肥満**、30以上35未満=**2度肥満**、35以上40未満=**3度肥満**、40以上=**4度肥満**

糖質制限に加えて肥満の解消に向けた対策が必要となります。

ほかにも、特殊な病気によってインスリンが効きづらくなるケースがあります。

B型インスリン抵抗症、ドナヒュー症候群、脂肪萎縮症、先端巨大症、クッシング症候群、原発性アルドステロン症、褐色細胞腫、肝硬変、感染、ステロイド内服などです。これらの場合は内分泌内科などを受診し、それぞれの病気に応じた治療をする必要があります。

(2)インスリンが出なくなるケース

すい臓からインスリンが分泌されない理由は2つあり、そのどちらにも「糖質摂取」が関係します。

①免疫異常で出なくなる場合

免疫異常が起こり、自分で作った抗体で自分のすい臓のβ細胞を攻撃、減少させてしまい、インスリンが出なくなるケースです。LADA（成人潜在性自己免疫性糖尿病）、緩徐進行1型糖尿病（SPIDDM）などと呼ばれます。

インスリンの分泌能力と、免疫異常を示す抗体で診断します。インスリンの分泌があるケースでも、将来的にはインスリンが出なくなる可能性があり、そうなると1型糖尿病の状態となります。このため「緩徐進行1型糖尿病」という名前がついています。

この抗体は一般的には減らしたり、消したりできないといわれていますが、まったくインスリンが出なくなると抗体の攻撃相手がいなくなるため、抗体が自然消滅することがあります。

免疫異常の場合でも、免疫を狂わせる原因は糖質です。このような抗体を持つ人の過去の食事を確認すると、驚くほどに糖質過多となっています。もちろん、糖質摂取だけが原因ではありませんが、主原因の1つではあると考えられます。

②インスリンを分泌し過ぎた場合

インスリンを分泌し過ぎたβ細胞の「過労死」です。正確には細胞の自殺で、「アポトーシス」という名前がついています。この**アポトーシスは、驚くことに糖尿病の治療薬によって引き起こされます。**

糖尿病の薬に「SU剤（スルホニルウレア剤）」という、インスリンをすい臓のβ細胞から強制的に分泌させ続ける薬があります。この「疲れた体（細胞）にむちを打つ」ような治療が続いた場合に、アポトーシスは起きます。

また、内臓脂肪が多く「インスリン抵抗性が高い」ケースでも、インスリンをたくさん分泌し続けることになり、β細胞はアポトーシスを起こします。その結果、β細胞が減り、インスリンの分泌量が減ったり、分泌に遅れが生じたりしていきます。

この状態でさらに糖質を摂り続ければ、当然薬はさらに増えますし、インスリン抵抗性も高まっていきます。つまり負の連鎖が続くのです。

このように、2型糖尿病ではとくに、糖質摂取が病気の発症や進行を促しているといえます。

糖質過多がビタミン・ミネラル不足をまねく

糖尿病の患者さんの栄養状態を調べると、ほとんどの方に問題があります。糖質の摂り過ぎは、体内の栄養バランスにも崩れを生じさせるのです。

第一に、糖質はその代謝の過程でビタミン・ミネラルを消費してしまいます。そのため、精製された糖質である白砂糖や白米、白いパンは「栄養泥棒」といわれることもあるのです。

さらに、精製食品は精製の過程でビタミンやミネラルを失うため、精製前よりも栄養素が減っています。白米でいえば、玄米の外側にあったビタミンやミネラルをそぎ落としてしまっているということです。

たとえば、白米によるビタミン不足で起こるのが、「脚気」です。

脚気はビタミンB1不足によって起きる疾患。多発性神経炎、むくみ、心不全が3大徴候と呼ばれており、進行すれば死に至ります。明治時代に、白米をたくさん食べさせられていた陸軍軍人がかかった病気として有名です。大正末期には、脚気による死亡者数が毎年2万5000人を超えていました。

ちなみに白米に含まれるビタミンB1は、100gあたり0・08mgとわずかですが、玄米にはその約5倍の0・41mgが含まれています。小麦粉が0・11mgに対して、全粒紛は3倍強の0・34mgです。

ちなみにミネラルもビタミン同様に、精製過程で削り取られています。

鉄が不足するとがんになる!?

ビタミン以上に不足しているのが、ミネラルです。なかでも鉄の不足は、老若男女問わず、よくみられます。

鉄が不足すると、鉄を必要とする効率の良いエネルギー産生方法が機能しないため、体は鉄なしでエネルギーに変換される糖質を強く求めてしまいます（89ページ参照）。鉄不足からくる、糖質依存症です。鉄は、血糖値を下げるためにも必ず摂らなくてはいけない、重要な栄養素なのです。

あまり知られていませんが、鉄不足は糖尿病だけでなく、がんになるリスクを高めることもわかっています。実際に、これまでわたしが診察してきた糖尿病やがんの患者さんの半数以上に、鉄不足が認められました。鉄不足とがんについては、後ほどくわしくお伝えします。

一般的に鉄不足は、検査もされませんし見つかっても治療されません。これは検査結果の基準値が、健康な数値だという誤解によるものです。医療施設によって異なりますが、現在、体内に蓄えられている鉄分である「フェリチン」の基準値は、多くの場合、女性は90ng／ml以下となっているようです。しかしわたしは、女性の健康を考えるなら、フェリチンは最低でも100ng／mlは必要だと考えています。

鉄に関しては、アメリカの基準値と比べると、日本女性の基準値は低過ぎます。なぜこうしたことが起こるのでしょうか。その理由は、基準値の決め方にあります。

実は基準値は、１００人のうち95人が当てはまる範囲で設定されているのです。日本女性のほとんどは鉄不足ですから、基準値自体が低くなるのは当然です。

鉄は体を動かし、熱を生み出すエネルギー産生の要。基準値すら低くなってしまうほど鉄不足の女性が大勢いるということは、非常に大きな問題です。現代女性の疲れやすさ、冷え性の多さに、その問題の深刻さが表れているのではないでしょうか。

ちなみに「フェリチンが高い人にはがんや炎症の人が多い。だから鉄は危ない」といわれることがありますが、これは事実関係が逆転しており、正しくは「がんや炎症があるとフェリチンが高くなる」が正解です。

鉄は摂り過ぎを恐れるよりも、足りなくなることを心配するべきです。

鉄不足の原因となるのは、胃腸のポリープやがん、女性の場合はさらに子宮筋腫、月経での出血があります。

そして意外なことに、自分の月経の出血量が多いか少ないか、自分ではあまり分かっていない人がほとんどです。自分では通常量と思っていても、実際には少量ずつ長期にわたり出血しており、合計の出血量が多いという場合もよくあります。

日ごろから、鉄が豊富な食品を意識的に摂ることは非常に大切です。

鉄は卵や肉、とくにレバーに多く含まれます。野菜でいえば小松菜やホウレン草などですが、タンパク質と同じく、植物の鉄は吸収されづらい形をしており、肉や卵の10分の1以下の吸収率といわれています。

吸収されやすいのは植物性の鉄（非ヘム鉄）よりも、動物性の鉄（ヘム鉄）です。ぜひおぼえておいてください。

タンパク質が足りなくなる

健康に気を使ったために、逆に「栄養不足」の食事をしてしまう場合があります。たとえば、健康に良いイメージが強い、野菜や豆類を中心とした食事で、エネルギー不足やタンパク質不足になっているケースはよくあります。

なかでもタンパク質不足が著しいのが、**高齢者や女性です。食事全体の8割以上のエネルギーを、糖質が占めていることも珍しくありません。誤った健康志向が、その後押しをしているともいえます。**

わたしが診察室でよく聞く1日の食事例をご紹介しましょう。

・朝食　パンとサラダ
・昼食　麺類
・夕食　ごはんとおみそ汁、漬物、魚

といった具合です。これでは、タンパク質がまったく足りていません。タンパク質は体の材料なので、不足すると、肌が弱くなったり、骨がもろくなったり、動脈硬化が進んだりします。どこかが傷んでも、材料であるタンパク質がなければ、体も修理のしようがありません。

タンパク質というと、豆腐などの大豆製品を思い浮かべる方が多いと思いますが、実はこういった「植物性タンパク質」は、あまり筋肉などになってくれません。筋肉になりやすいのは、肉や魚、卵などの「動物性タンパク質」です。

同じタンパク質でも、植物性と動物性では違いがあり、動物性タンパク質のほうが、体の材料になりやすい性質を持っているのです。

標準体型から痩せ型なら、1日に肉200g、卵5個を摂取するのが理想的です。徐々に増やしていくのが無理なく栄養を改善するポイントです。

肥満→肝炎→肝硬変になる

最近ではだいぶ広まりつつある新常識となりましたが……糖質過剰な食事は肥満に直結します。これは、第1章でもくわしく述べた「インスリン」の働きが原因です。

糖質を摂ると、血糖値を下げるためにインスリンが分泌され、その働きによって、脂肪細胞に血糖が取りこまれます。つまり、太るというわけです。

さらに、**増えた脂肪は血糖値を下げるインスリンの効果を邪魔することがわかっています。**今まで10のインスリンで効いていたのに、脂肪が邪魔をして、15や20でないと効かなくなってくるのです。その結果、すい臓からさらにインスリンが出るか、インスリンが出せないために血糖値が高いままとなってしまいます。

その結果、次のような「負のドミノ倒し」ともいうべき現象が起こります。

糖質過多な食事を摂る

↓

インスリンが脂肪細胞に血糖を取りこませる

肥満になる
↓
インスリンの効きが悪くなる
↓
インスリンがさらに大量に分泌される
↓
脂肪細胞が血糖を取りこむ限界を迎える
↓
肝臓が余った血糖を無理に取りこむ
↓
脂肪肝になる

これを超え、さらに糖を肝臓に取りこませつづけると、こんどは「非アルコール性脂肪性肝炎」を起こします。さらに、進行すれば肝硬変や肝臓がんにつながってしまいます。

そろそろ、事の重大さに気付いてきたかと思います。糖質過多は単に太るだけでなく、内臓に障害を起こしたり、がんのリスクを高めたりするのです。

糖尿病で引き起こされる臓器障害の多くには、このインスリンが関わっています。

糖質過多で脂肪が燃えなくなるワケ

最近は、CMなどで「体脂肪の燃焼を助ける」といったフレーズをよく見かけますね。おかげで、「体脂肪を燃焼させる＝痩せられる」というイメージが定着してきました。しかし実は「脂肪を燃やすこと」のメリットは、ダイエット効果だけにとどまりません。

第一に、脂肪を燃焼させる、**つまり脂質をエネルギーとして使うのは、糖質をエネルギーとして使うときよりも、はるかに効率が良い**ということです。

88ページで紹介したように、エネルギーを作るには、「ミトコンドリア」で酸素と糖質、脂質を使ってエネルギーを作る方法と、「解糖系」という糖質だけを使う方法があります。効率良くたくさんのエネルギーを作れるのは、ダントツでミトコンドリアです。

ただし脂肪を燃焼させるには、細胞の中のミトコンドリアが元気でなければいけません。そのためには、ビタミンや鉄を中心としたミネラルが必要なのは前述した通りです。

つまり**脂肪を十分に燃やすためには、ビタミンやミネラル（とくに鉄）が必須**というわけです。もちろんそのさらに一歩前の前提として、細胞やその中にいるミトコンドリア自体の材料になる、タンパク質や脂質も欠かせません。

そして、**脂質をエネルギーとして使う。つまり、脂肪を燃焼させるためのさらなる前提が「インスリンが大量に存在していないこと」**です。

インスリンはエネルギーをたくわえる作用のあるホルモンなので、体内に大量に存在する状態で脂質を摂ると、脂質が内臓脂肪としてたくわえられ、エネルギーとして使われなくなってしまうのです。

つまり、太ります。

そして繰り返しますが、インスリンが大量に分泌されるときというのは、糖質を摂ったときです。

このため、糖質を摂ると脂肪は燃えなくなります。

当然ながら、メタボ体型の方は、このインスリンをできるだけ少なくキープすれば、太るのを防ぐことができます。インスリンが大量に出ているあいだは、食べたものが体脂肪としてたくわえられてしまいます。

また、インスリンの影響だけでなく、糖質そのものが細胞内のエネルギーを満たすことで、脂肪を燃やすことをストップしてしまいます。

このように、糖質摂取は、「脂肪を燃やす」働きに何重にもブレーキをかけてしまうのです。

内臓脂肪が多い方、メタボ体型の方、ダイエットをしたい方が痩せるには、「糖質オフ」が大前提となることは間違いありません。

糖質が脳の働きを鈍くする

「脳のエネルギー源はブドウ糖だけ」

こんなフレーズを聞いたことがある人は多いと思います。これが間違いであることは、最近になってだいぶ浸透してきました。

「脳はケトン体もエネルギー源にできる」

こちらが生理学的な事実です。

ケトン体は、最近いろいろなメディアで取り上げられ、すっかり認知度が上がりました。

ケトン体は、糖質の供給が断たれたときに脂肪から作られるエネルギー

源です。おなかがグーグー鳴り出したとき——つまり糖質が体に入ってこなくなったときに、体に貯蔵されている脂肪が分解されて作られるのが、ケトン体です。ケトン体は分子として小さいために脳にも届き、脳のエネルギー源となることができます。

もっと細かくいえば、**脳にはケトン体が使えない細胞と、ケトン体が使える細胞の2種類が存在しています。**

普通、脳細胞といわれて一般的に思い浮かべるのは「ニューロン（神経細胞）」です。このニューロンは、いわば脳の機能を果たす「考える」細胞です。

そして脳にはニューロン以外の細胞もあります。それらはまとめて「グリア細胞（神経膠《しんけいこう》細胞）」と呼ばれており、ニューロンの10～50倍存在し、脳細胞の大多数を占めています。「ヒトは脳の10％しか使っていない」といわれることがありますが、これはグリア細胞の働きがよく分かっていなかったために生まれた誤解です。まだ全面的には解明されていませんが、グリア細胞はニューロンに栄養を運んだり、その働きを手助けしたりしているといわれています。

ニューロンとグリア細胞は、それぞれ使うエネルギーが異なります。**ニューロンが、エネルギー源として使うのは、ケトン体と乳酸です。一方、グリア細胞はブドウ糖しか使いません。つまり思考を司るニューロンは、「ケトン体と乳酸しか使わない」ということです。**

さらにニューロンでは、ミトコンドリアが効率良く産生するエネルギー代謝が中心です。

前述のがんのくだりでは、ミトコンドリアの不活性化によって解糖系が働くことで体が酸性に傾き、がん細胞ができたり、悪性度が高くなったりするという話をしました。ニューロンはまさにがんの対極にある細胞で、ほとんどのエネルギーをミトコンドリアで作っています。そのため、ニューロンから悪性腫瘍が発生することはほぼありません。脳の悪性腫瘍はニューロンからではなく、ブドウ糖を消費するグリア細胞から発生するのです。

ここまでのお話で、わざわざリスクの高い糖質を口から摂らなくても、脳の働きに支障はないことが分かっていただけたかと思います。そして、ケトン体は血液中の濃度がブドウ糖のように乱高下しないため、脳の機能が損なわれることもありません。最低限の糖質は「糖新生」という代謝によって肝臓などで作られることも、先にお伝えしたとおりです。

では、従来の食事療法で推奨される「1日のエネルギーの6割以上の炭水化物」を摂った場合、脳はどうなるのでしょうか?

結論をいうと、眠気とイライラのジェットコースター状態になります。

その仕組みはこうです。たくさんの糖質を摂取すると、まず血糖値が急上昇します。すると、脳の側坐核にある快楽中枢が反応して「快楽」を感じます。つまり、「多幸感」をおぼえるわけですが、このときに強い「眠気」も感じてしまうのです。

食後に眠くなるのは消化器に血流が行くため、という説明がよく知られていますが、急上昇した血糖による作用も関係しているのです。この眠気によって、脳の働きは一気に鈍くなります。

さらに、血糖値が急上昇したあとに起こるのが、血糖値の急降下です。これは、血糖値が上昇したことで起きた、インスリンの大量分泌による作用です。

個人差はありますが、インスリンの分泌量は、だいたい食後30分でピークを迎え、その後、1～2時間程度、多量に分泌され続けます。その後血糖値は急降下し、先ほどの血糖値上昇とは正反対に「イライラ感」が生じます。

食事は日々、複数回おこなわれるわけですから、この反応の積み重ねが脳のコンディションに甚大な影響を与えることは間違いありません。**食後、仕事のパフォーマンスが下がることを日々感じている方は、糖質抜きのランチを試してみてください。眠くなることはまずありません。**

糖質が慢性疲労、膠原《こうげん》病の原因になる

糖質の代謝で、ビタミンやミネラルが失われることは前述したとおり

です。ビタミンやミネラルの欠乏によって、体を動かすエネルギーを生むミトコンドリアがうまく機能しなくなると、体温は低くなり、活動性は低下、体内全体が酸性へと傾きます。つまり、**体は「疲労」の状態になるのです。この疲労感が一晩寝ても取れず、半年以上続くと「慢性疲労」になります。**

そして、慢性疲労に関連した疾患として「膠原病」というものがあります。

膠原病とは、複数の臓器に炎症が起こり、機能障害が起こる疾患です。原因は、免疫異常で何らかの「抗体」ができ、それが自分自身の体を攻撃してしまったり、体内に蓄積したりすることで、さまざまな症状や病態が起こります。古くから「関節リウマチ」「全身性エリテマトーデス」「強皮症」「皮膚筋炎・多発性筋炎」「結節性多発動脈炎」「混合性結合組織病」が、膠原病といわれています。関節リウマチはとくに有名ですね。

他にも膠原病とされる疾患は増えており、「リウマチ性多発筋痛症」「線維筋痛症」などが、近年に追加されました。

実は、膠原病の共通の病態となる炎症や、免疫異常に大きく関連するのが、糖質です。糖質による「糖化」や、インスリンによって起こる「酸化」により、体中に炎症が引き起こされます。

わたしのいる病院では、糖質オフをしてケトン体を増やし、ビタミンやミネラル、抗アレルギー薬を組み合わせた治療をおこなっています。**そうした治療をおこなうことで、実際に、炎症や抗体の数値、症状が改善された患者さんはたくさんいます。**

糖質制限で体内のケトン体が増加したことで、症状が緩和された可能性も考えられます。ケトン体には、体の炎症を抑える効果があることが、報告されているからです。

糖質が歯周病や虫歯を引き起こす

一部の歯科医の先生方の発信で、糖質と歯周病や虫歯が関連しているという事実が広まってきています。

虫歯はご存じのとおり、口腔内の細菌が作った酸によって、歯質が溶かされるという「う蝕（齲蝕・うしょく）」が起こった状態のことです。では、この酸はどこからきているのでしょうか。**実は「糖質」を使って、細菌が歯を溶かす酸をせっせと作っているのです。**つまり、虫歯の原因は口腔内の細菌ともいえますし、みなさんが摂っている糖質ともいえます。

では、このような虫歯を起こす細菌をなくすために、強い殺菌性のあるものを常に口内に入れておけばよいのかというと――口内の粘膜の方が先に荒れ果てて、音を上げてしまいます。口内から細菌をゼロにし続けることは、現実的には不可能です。

では、口内の糖質をゼロにし続けることは可能でしょうか？

これは、一定期間なら可能です。絶食し、お茶や水などの糖質を含まない水分を摂るようにすれば、口内の糖質をゼロにし続けられます。実際にわたしも、48時間、絶食をしたときには、口内が大変快適な状態でした。

とはいえ、ずっと糖質ゼロにし続けるのは難しいと思います。それでも、控えめにすればそれだけ、虫歯のリスクを減らすことはできます。

また、たとえ糖質を控えていても、食後にはやはりブラッシングが必要です。少しの糖質でも歯垢（プラーク）はたまりますから、虫歯や歯周病の原因となってしまいます。糖質を控えているけれど、まったくブラッシングをしないといった方の歯が歯垢でいっぱいだった、という実例もあります。

さらに、糖質は歯茎の状態にも深く影響します。

一般的な糖尿病治療では、インスリンの分泌を促すタイプの薬がまだ使われています。長時間強力にインスリンを出すよう促すタイプと、血糖値が上がったときにインスリンの分泌を促すタイプの2種類が、内服薬では一般的です。インスリン注射が使われることもあります。

従来の治療によって、糖質の摂取を勧め、このようなインスリンをどんどん出す薬で治療されていると、体内では糖質もインスリンも多量の状態となります。そうした患者さんの口腔内の状態が良くないケースは、多々あります。歯肉は白っぽく、むくみが見られます。

しかし、糖質の摂取を控え、インスリンの分泌を抑える治療に切り替えると、1カ月などの短期間で、歯肉のむくみが取れ、色もきれいな状態に改善されます。歯科に通院されている方は皆、歯科医に口腔内の状態が良くなったと、褒められるといいます。

わたしは、糖質制限により、体の炎症を抑えるケトン体が増えたことも大きく影響していると、考えています。

一方、甘味料として広く使われている「キシリトール」はどうでしょうか？

歯に良いイメージが強いキシリトールは、糖質のなかでも「糖アルコール」という種類のものです。自然界にも広く存在し、野菜や果物、キノコに含まれます。また、料理の甘味料としても、使いやすい性質を持っています。このキシリトールは、口内のう蝕の原因となる細菌には利用されないのが特徴です。

ところが、これは口内に限る話。**キシリトールは口腔内の細菌には使えなくても、人体の代謝のなかでは使えるのです。そのため多量に摂取すれば、血糖値は上がりますしインスリンも分泌されます。**

歯に悪い影響がないとはいえ、血糖値コントロールという意味では、キシリトールも摂り過ぎは禁物です。

糖質が動脈硬化をもたらす

動脈硬化は、その名のとおり本来しなやかなはずの血管が硬くなったり、中が狭くなったりして詰まりやすくなっている状態のことです。

そして、この動脈硬化を起こしている人たちに食事の内容を聞くと、た

いてい糖質の摂取量が過多になっています。

糖質が動脈硬化につながる原因は、1つは「糖化」、もう1つはおなじみの「インスリン」です。

(1) 糖化

食事から摂った糖質は胃腸で消化・吸収され、血液に入ります。この血液中の「血糖」は、体を動かすエネルギー源になりますが、一方で厄介な性質を持っています。

それが「糖化」です。

ブドウ糖は周囲のタンパク質とくっつく性質を持っています。ご存じのとおり人体の多くは、タンパク質でできています。ブドウ糖を含む血液が流れる血管も例外ではありません。このため、**血液中を流れるブドウ糖が血管の壁にくっついて「離れなく」なると、タンパク質の構造が**

変わってしまいます。これが血管の「糖化」です。

糖化は血管を傷つけてしまいます。その傷が小さければ、コレステロールなどによって修復されますが、絶えず糖質を摂取し続ければ、傷の回復が間に合わなくなり、血管はどんどん傷つき、動脈硬化を起こすというわけです。

そして、この血管の糖化以上に動脈硬化を促進するのが、インスリンです。**インスリンによる血管への悪影響は、血糖による糖化よりも格段に大きいのです。**

(2)インスリン

インスリンが動脈硬化を引き起こすメカニズムには、「活性酸素」が関わっているといわれています。インスリンは、細胞に対してさまざまな指令を与える役目を担っていますが、このとき、細胞の中に活性酸素が生じてしまうのです。活性酸素は、細胞を傷つけたり、老化を促進したりする悪ものとして有名です。

通常であれば、活性酸素を消す酵素が働いてくれるのですが、大量のインスリンが分泌されると、除去作業が追い付かなくなります。その結果、増え過ぎた活性酸素によって血管や細胞が傷つき、動脈硬化が進んでしまうのです。

最悪なことに、インスリンは血液の中を流れていくので、全身の血管に動脈硬化を起こしていきます。

実際に、**糖尿病による高インスリン血症によって、狭心症や心筋梗塞が起こったケースでは、全身の血管に動脈硬化が起きていることがよくあります。**

この場合は、血管バイパス術をしようにも、移植できる正常な血管がなかったり、血管のつなぎ先となる冠動脈（心臓に血液を供給するための血管）自体も正常ではなかったりして、治療が難しくなることがあります。

糖質が認知症のリスクを上げる

糖質と認知症。

一見するとまったく関係ないように思える組み合わせです。しかし、この2つは密接に関係しており、片方がもう片方を呼ぶ、負の連鎖さえ引き起こしてしまいます。そして、糖質と認知症のあいだにも、インスリンが関係しています。

厚生労働省の発表によると、認知症患者は2012年時点で約462万人、65歳以上の高齢者の約7人に1人と推計されています。そして、2025年には高齢者の約5人に1人が認知症になるといわれています。

認知症はご本人だけでなく、その方を介護する必要があるご家族にもかなりの負担がかかる疾患です。

2大認知症として「アルツハイマー型認知症」と「脳血管性認知症」が挙げられます。認知症のうち、アルツハイマー型認知症は約50％、脳血管性認知症は約20％。この2大認知症のみで、認知症の7割を占めています。

アルツハイマー型認知症は脳が萎縮する認知症の代表格で、脳血管性認知症は脳の血管が詰まってしまうタイプの認知症です。インスリンはこの両方に深く関係しています。

(1)アルツハイマー型認知症

アルツハイマー型認知症は、徐々に脳が縮み、記憶を司る海馬なども小さくなり、記憶が保てなくなる病気です。「海馬」と脳の後ろ側の「後頭葉」が縮んでしまうのが、典型的な萎縮の形です。

では、なぜこのように脳が縮んでしまうのでしょうか？

それは、**「アミロイドβ《ベータ》」という、神経に対する毒性を持った物質が脳にたまってしまうためです。**

このアミロイドβは、健常人の体内にも常にあるものですが、本来はさまざまな酵素により速やかに分解されていきます。そのアミロイドβを分解する酵素の1つが「インスリン分解酵素」です。この酵素はその名前のとおり、アミロイドβだけでなく、インスリンも分解します。このため、インスリンが体内に多い場合は、インスリン分解酵素がその分消費されてしまい、アミロイドβが分解されずに残ってしまうのです。

アミロイドβは体内に一定期間滞留すると、形を変えてしまいます。この形を変えたアミロイドβは、インスリン分解酵素で分解することができません。この変性したアミロイドβによって、神経細胞が死んでいき、脳の萎縮が進んでしまうのです。

統計的な調査では、糖尿病があると約2倍(相対危険度)、インスリンを使用していると約4倍、アルツハイマー型認知症になりやすいといわれています。国内外の調査でこのような結果が出ています。

(2)脳血管性認知症

脳血管性認知症は、脳の血管が詰まることで起きる認知症で、こちらにもインスリンが深く関連しています。

インスリンは血管に悪さをして動脈硬化を起こします。すると血管は傷つき、そこにプラーク（粥腫）というコレステロールなどがくっついていきます。そしてあるとき、血管が完全に詰まると、そこから先の脳細胞が死んでしまいます。

完全に血管が詰まらなくても、脳細胞への血流が減る「慢性的な脳虚血（血液の流れが低下している状態）」で、認知症は起きてきます。

実際に、外来で認知症の治療をしていると、この2大認知症のある患者さんは必ずといってよいほど、糖質の多い食事を摂っています。糖質で1日の6割どころか、8～9割のエネルギーを摂っている方も珍しくありません。

そして、経過を診ていると、**糖質を控えることができた方は、進行がゆるやかになる傾向があり、逆に、糖質過多の食事を続けた方は、治療をしていてもどんどん進行していってしまいます。**

認知症患者さんが糖質制限をすることは、簡単なことではありません。**なぜなら、認知症になると「糖質を求める」ようになってしまうからです。**これが認知症の治療の大きな妨げとなります。

つまり、認知症の進行を止めたい場合は、患者さんご本人が糖質を求めていても、ご家族などの周囲の人がそれを止めなければなりません。ところが最近は、独居またはご高齢夫婦のみの世帯が増えており、糖質摂取を止める人がいない場合がほとんどです。

こうした問題が、日本の認知症患者増加の背景にあるのです。

糖質でがんのリスクが上がる

糖質とがんは、最近になってその関わりの深さに注目が集まってきました。実際に、この2つはかなり密接に関わっています。

とくに「腺がん」というタイプのがんは、糖質との関係が深いといわれ、その患者数は、増加傾向にあります。腺がんは、涙、胃液、胆汁など、何かを分泌する「腺組織」という場所が、がんになったものです。

具体的には、胃、大腸、肺、乳腺、甲状腺、子宮などでよく発生します。他にも胆嚢・胆管、腎臓、前立腺、十二指腸、すい臓、卵巣などにもみられます。つまり、大多数のがんに糖質が関係しているのです。

糖質ががんに影響を与える理由は2つあります。1つめは、糖質自体

ががんのエネルギー源になること。そしてもう1つが、がん細胞を作るための材料になることです。

多くのがんは、糖質をエネルギー源として活発に活動します。そして、細胞分裂やがん細胞を作るための材料としても、糖質を使っています。

ちなみに現代では、がんが糖質を取りこむ特性を目で確認できる方法があります。それが、「PET」や「PET-CT」といわれる、がんの検診方法です。

放射線を発する物質でマーキングしたブドウ糖を体内に注入すると、がん細胞が多い部分にブドウ糖が集まります。それを画像で確認できるのです。この技術により、レントゲンでは発見が難しい、初期のがんの発見が可能になりました。

がん細胞が糖質を好む理由は、これまでに何度か登場した、解糖系のエネルギー代謝にあります。

通常の細胞は、脂質と糖質を燃焼させる「ミトコンドリア」でエネルギーを作りますが、がん細胞はミトコンドリアではなく、同じ細胞内にある細胞質で、糖質のみを燃やす「解糖系エンジン」の回路でエネルギーを産生しています（88ページ参照）。

解糖系が働くと「乳酸」ができて、体は酸性に傾きます。酸性はがん細胞が増えたり、活発化したり、悪性度を増したりする――いわゆる衰弱した状態を示す「悪液質」に体を変えてしまいます。

また、解糖系でできる代謝産物は、がん細胞が増えるための材料となることでも知られています。

つまり、**糖質のみを燃料とする解糖系が働くと、がんが活性化するための環境と、がんを増やすための材料を作ってしまうことになるわけで**

す。**だからこそ、がん細胞は、糖質が大好きなのです。**

逆にいえば、糖質を摂らなければ、がんは自らを活性化するための環境と栄養を失い、増殖がしにくくなります。

がん細胞は通常の細胞と比べると、どこかが「壊れて」います。そのため歯止めがきかず増殖をし続けていきます。

このような壊れた細胞は、通常は体に不必要なので、免疫細胞によって掃除されるか、「アポトーシス」という自殺をします。

しかし、がん細胞は、壊れた細胞を排除するこの2つの仕組みに対して、それぞれの対抗策をこうじて増えていってしまいます。しぶとく増殖するがんに対して、できる対策は次の通りです。

対策1　ミトコンドリアが元気になる栄養を摂る

がんの増殖を進める「解糖系エンジン」が働かないように、乳酸を生まない「ミトコンドリアエンジン」のエネルギー代謝を活性化させることが大切です。

そして、ミトコンドリアがきちんと働くためには、ビタミンとミネラルが必要です。不足していればミトコンドリアの活性が下がってしまうため、十分な量を摂る必要があります。

ただし、この「十分な量」というのがくせものです。

通常、最低限の健康を保つ栄養素の量は、厚生労働省の出している「日本人の食事摂取基準」を参考に考えられます。しかし、この量は「直ちに（健康に）影響がない」最低限の量です。**病気になっていて、それを治そう、改善しよう、といった場合は、最低限の健康維持に必要な量より**

も、多く摂取しなければならないことがあります。

またビタミンの必要量は、人によって100〜1000倍も変わります。たとえば、がんを治そうといった場合、ビタミンB1は1000㎎（通常は1㎎前後）必要になることがあるのです。

対策2　ミトコンドリアを活性化させる薬剤を採用する

「ジクロロ酢酸ナトリウム」という薬剤で、ミトコンドリアの代謝を改善させると、がん細胞のアポトーシスが起こりやすくなるという報告があります。

実際に、**ミトコンドリアが活性化している場所には、がん細胞は少なく、ミトコンドリアが不活性なところでがん細胞は増えるといわれています。**

また、ジクロロ酢酸ナトリウムは、乳がんの増殖や転移を抑制したり、抗がん剤の効果を高めたりするといった研究報告もあります。

高血糖よりも怖い「高インスリン状態」

ここまで読んでいただいた方はお気付きだと思いますが――高血糖よりも、インスリンのほうがはるかに体に良くない影響を及ぼしています。本章の最後で、このことをくわしく、実際の症例と併せてお話ししましょう。

第1章で書いたとおり、インスリンの合併症は3大慢性リスクの「肥満」「認知症」「がん」が挙げられます。糖尿病性腎症や糖尿病性網膜症も、インスリンによって起こります。
では、次のような2つの場合はどうなるでしょうか？

(1) 血糖値は低めだが、インスリンが多い状態

(2) 血糖値は高めだが、インスリンが少ない状態

両方とも、けっしてまれな状態ではありません。それぞれみていきましょう。

(1) 血糖値は低めだが、インスリンが多い状態

これには次の2つの原因が考えられます。

①インスリン分泌の能力が保たれている場合
②体外からインスリンの注射を多めに打っている場合

インスリンが体内にたくさんある状態ですから、この場合は当然、インスリンの3大慢性リスクである「肥満」「認知症」「がん」はもちろん、糖尿病性腎症、糖尿病性網膜症のリスクも高まります。

実際に、血糖の状態を表すヘモグロビンA1cが高くなくても、高インスリンで眼底出血を起こしていた事例があります。某大病院で治療されていたこの患者さんは、ヘモグロビンA1cは7.0%、インスリン分泌を促す薬を服用していたので、体内は高インスリン状態となっていました。

さらに、175ページの写真1のように、眼底出血を示す黒い影が現れています。

日本糖尿病学会の「合併症予防のための目標」の数値は「ヘモグロビンA1c 7.0%未満」ですから、この患者さんはそのギリギリの数値で、おおむね達成されている状態といえました。にもかかわらず、写真1が示すように、合併症が予防できていません。
このような症例は、実は珍しくありません。

同じように、血糖値が低くて高インスリン状態の患者さんの肥満、認知症、尿タンパク出現（糖尿病性腎症）の事例も、しばしば見かけます。これらは、「血糖値さえコントロールしていれば大丈夫」という従来の常識には当てはまりません。

第1章でもお伝えしたように、糖尿病から糖尿病性腎症となり人工透析になる人は増加傾向にあります（36ページ・グラフ3）。
日本人は、真面目な国民性といわれています。実際に患者さんも大部分は食事療法の指導を受け、きちんと通院されています。しかし、糖尿

写真1

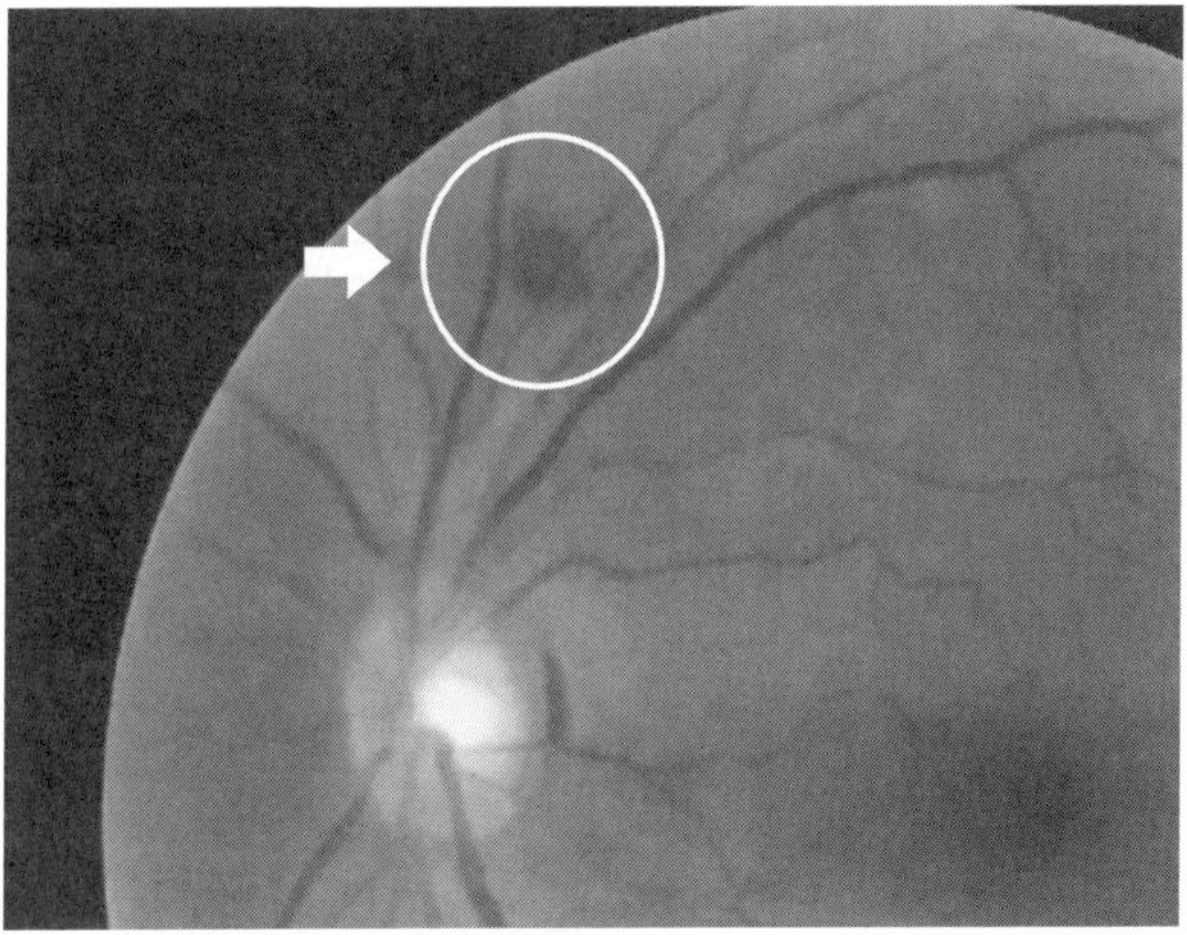

病から人工透析になる方は増えるばかりです。

この原因は、眼底出血の患者さんと同じく、「高インスリン状態」にあります。

つまり、**従来のように血糖値を指標として治療されており、血糖値は下がったものの合併症が出現しているということ。このような状態を数多く見れば「何かが間違っている」ということに気付きます。**

糖尿病で恐ろしいのは「糖尿病合併症」です。糖尿病性腎症で人工透析になる、糖尿病性網膜症で失明する、これこそが、最も避けたいことなのです。

血糖自体で体がおかしくなるのは、血糖値が１０００mg／dlなどの超高値になったときです。それほどの超高値にならなければ、血糖自体が体調不良を起こすことはありません。逆に、血糖値を下げても、高インスリン状態になれば合併症は起こります。

(2)血糖値は高めだが、インスリンが少ない状態

(1)とは逆のパターンです。

従来治療では「血糖値が高いと合併症が起きる」という考えの下で、治療がおこなわれています。そして、「インスリンが足りないならどんどん分泌させるか注射を打つ」というのが治療の基本です。つまりこの場合、インスリンをどんどん追加する治療を受けることになります。

ところが(1)では、血糖値が下がっても、高インスリン状態なら眼底出血などの合併症が起きてしまうことが分かりました。

もし、この「血糖値は高めだけどインスリンは少ない」状態で合併症

が起きないとしたら、インスリンを使って血糖値を下げる従来治療の意味とはなんだったのでしょうか？

実際、合併症は血糖値が３００～４００㎎／dl程度ではあまり起きていません。

もちろん、医療機関での検査は必要で、糖尿病を放置して良い、という意味ではありません。それどころか、低インスリン状態ということは、インスリンを分泌するすい臓のβ細胞が減ってしまっている状態です。

この状態で食事療法（糖質制限）をしないと、インスリンはさらに出なくなってしまいますし、血糖値も６００㎎／dl以上の超高血糖となってしまいます。

簡易測定器で測れないくらいの高血糖では、さすがに体の代謝が崩れてしまいます。

高血糖・低インスリン状態は、非常に注意が必要ですが「糖尿病合併症を起こすか?」という疑問に対しては、「起こさない」というのが答えです。

先ほどの(1)で取り上げた眼底出血の症例には、続きがあります。

高インスリン状態のときは、次のページの写真2のように眼底出血を示す黒い影が左目にありました。

その後、わたしの病院で治療を始めたところ、写真3のように、眼底出血は消えました。

しかしこのとき、なんとヘモグロビンA1cは7・0%から9・1%へと上昇していたのです。

写真2　高インスリン状態→眼底出血あり

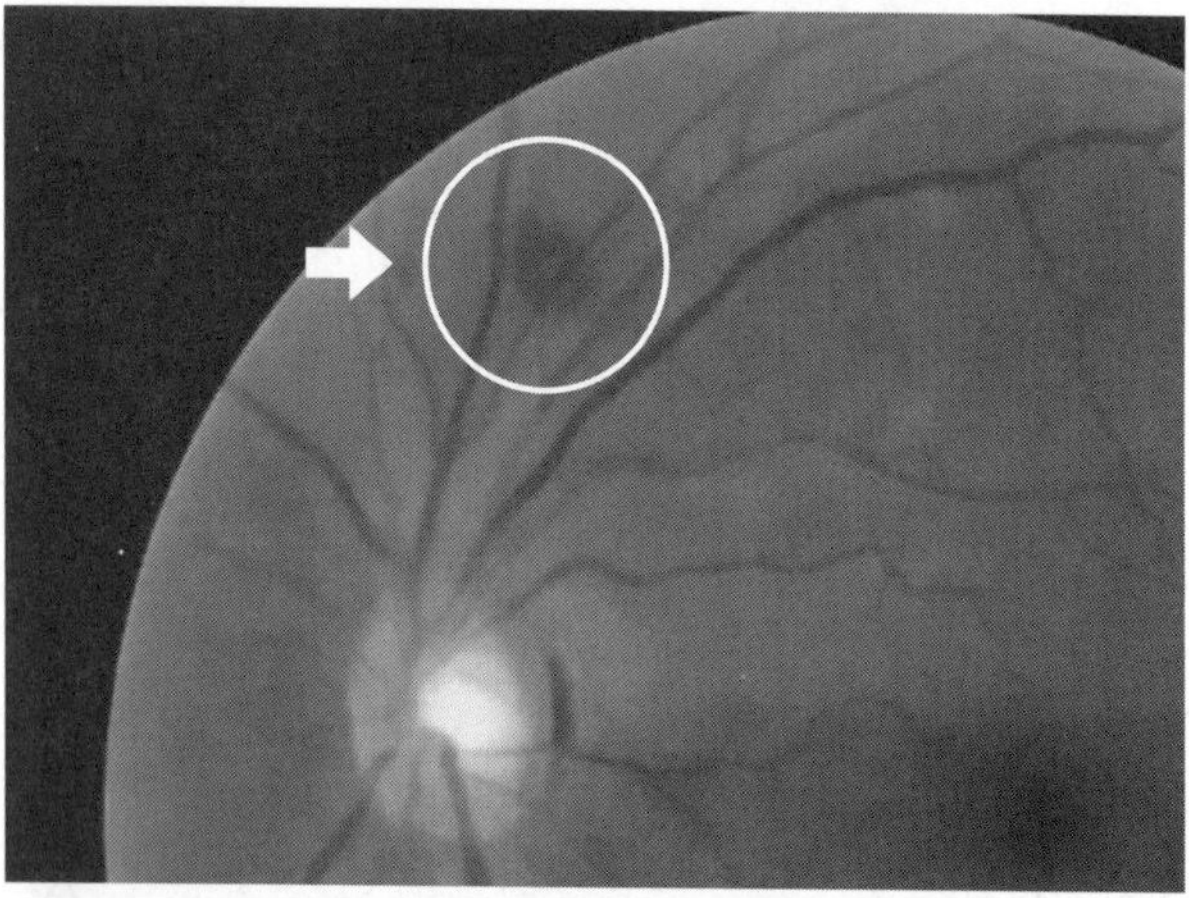

写真3　低インスリン状態→眼底出血が消えた

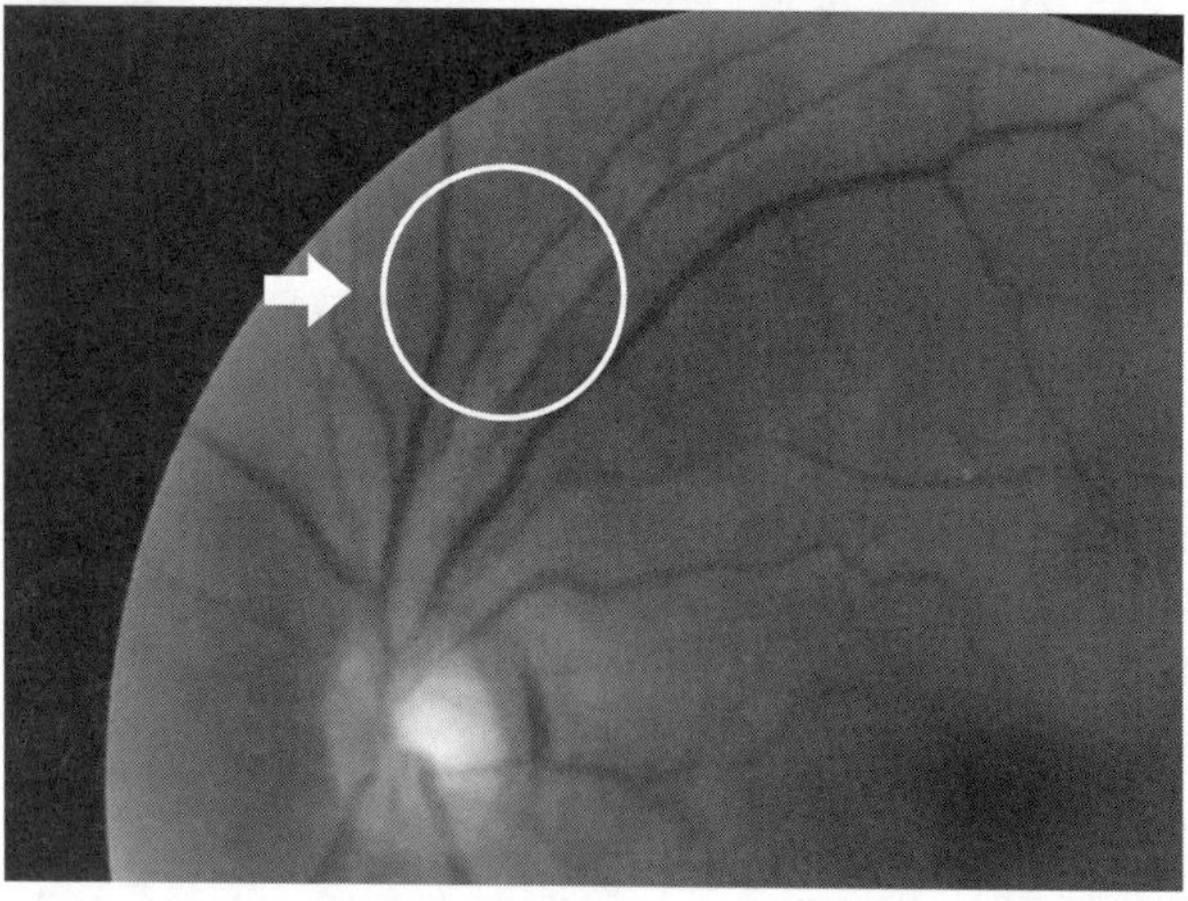

わたしはこの患者さんに対しては、前の病院の治療とは正反対の低インスリン状態にする薬剤に変更していました。他にも処方していた糖尿病薬がありましたが、その薬の禁忌にあたる心不全になったことから薬を中止し、その影響で、ヘモグロビンＡ１ｃが上昇してしまっていたのです。

にもかかわらず、眼底出血は改善されたのです。

実は、わたしはこの当時は従来の治療法と同じく「低インスリン状態でも、高血糖で合併症は起こる」と考えていました。そこで薬剤の変更を告げようとしたところ、眼科で検査を受けた患者さんから「眼底出血が消えた」との報告を受けたのです。

わたしはこの症例を機に「高血糖で低インスリン状態」という症例に、注意を払うようになりました。

以前より、低インスリン療法の先駆者であるあさひ内科クリニック院長の新井圭輔先生が「高インスリン状態は良くない」「低インスリン状態であれば、血糖値は比較的高めでも構わない」と提唱されていました。

ところが、それを初めて聞いたときのわたしは「そんなことはない、高血糖なら合併症は出るはず」と思っていたのです。医学部でも、医師になってからも、そう教わってきたからです。

しかしその後、糖質制限治療を始めてその効果の程が明らかになり、同時に、低インスリン状態を保つ治療法「インスリン・オフ療法」を推し進めると、合併症が出ないことが分かりました。

きちんと通院され、高血糖でも低インスリン状態であることを確認していると、糖尿病性網膜症も糖尿病性腎症もまったく起きなかったので

す。

わたしの患者さんには、ヘモグロビンA1cが12〜15%の方もいらっしゃいますが、糖尿病性腎症の兆候は見られていません。

糖尿病の合併症のなかでも恐れられている、壊疽も同じです。

某大病院に通院し、インスリン40単位を打っていたという患者さんが転院してきたとき、気の毒なことに糖尿病壊疽で足の指先が壊死していました。そのときのヘモグロビンA1cは12%です。その方も、低インスリン状態を保つ治療をおこなうことで、壊疽部が治癒しましたが、ヘモグロビンA1cは12%のままでした。

このように、血糖値よりも恐れるべきは、実はインスリンです。

そして、糖尿病の治療目標は「血糖値を低く保つこと」ではなく「低インスリン状態を保つこと」であるということを忘れないでください。

第3章　糖質制限で体が変わる

3

疲れにくくなり、パフォーマンスが上がるワケ

糖質制限を始めると、体は疲労しにくく、エネルギーで満たされた状態に変わります。これは血圧や血糖値のように数値化することが難しいのですが、糖質制限を経験された患者さんからは

- **疲れにくくなった**
- **歩くと息切れしていたのがしなくなった**
- **常にあったダルさがなくなった**

などの話をよく聞きます。

「はじめに」でも書いたとおり、わたし自身も糖質制限食を始めてから、飛躍的に疲れにくくなりました。以前は、生まれて間もない小さな娘を

抱っこして歩くだけで息が切れ、情けないことに5分でギブアップしている状態でした。ところが糖質制限で生まれ変わった今では、10kg以上になった娘を軽々と抱っこして歩いています。

疲れにくい体になれたということは、健康が大幅に底上げされたともいえます。体のどこにも悪いところがない、ダルくも痛くもない毎日が過ごせるということが、どれだけ人生を変えるか、わたしは身をもって知りました。

もちろん、糖質制限によって得られる健康効果はそれだけではありません。

これまで、糖質が体にとってどんな悪さをするか解説してきましたが、本章では、糖質を断つことで体にどんないいことがあるかをお伝えしていきましょう。

糖質制限によって疲れにくくなり、数々の健康効果が得られる理由は、次の2つです。

①エネルギーを生むメインエンジンがミトコンドリアになるから

②ケトン体がたくさんできるようになるから

これまで、体を動かすためのエネルギーを生む2つの回路について、何度か取り上げてきました。細胞内のミトコンドリアでおこなわれる「ミトコンドリアエンジン」と、細胞内の細胞質でおこなわれる「解糖系エンジン」です（88ページ参照）。

ミトコンドリアは、脂質と糖質を酸素で燃やしてエネルギーを生みます。一方、解糖系は糖質、つまりブドウ糖（血糖）のみを使って動きます。

今までは解糖系がメインエンジンと考えられていましたが、実は短期用・緊急用のエンジンであることが最近の研究で分かってきています。**糖質メインの解糖系は、あくまで緊急用の第2のエンジンですから、効率が悪く、生み出すエネルギーも少ないのです。**

この性能の違いはどこからくるのかというと、1つは、体内に蓄えられている燃料の量にあります。

糖質は、体内ではブドウ糖がいくつかつながった「グリコーゲン」という形で蓄えられていますが、その量は肝臓に約100g、筋肉に約400gといわれています。つまり、糖質は体内で最大500gほどの貯金しかないということ。これは、カロリーでいえば、約2000kcal分にあたります。

これに対して、脂質の蓄えは膨大です。たとえば、40歳女性、体重55kg、体脂肪率25%という比較的標準体型の場合、全身に約14kgの脂肪がたくわえられていることになります。これをカロリーに換算すると、だいたい12万6000kcal。糖質と比べるとケタ違いに多いわけです。

もう1つ糖質と脂質の燃料としての違いを挙げるとしたら、その「安定性」にあります。

糖質、つまりブドウ糖は、タンパク質とくっついて変性させてしまう「糖化」のくだりで書いたように、他の物質に対して反応しやすいという不安定さがあります。そのため、血液中にごく限られた濃度でしか存在できません。

対して、脂質には反応性の高さはなく、血液中でも安定して存在することができるのです。

燃料として量が豊富で、安定性もバツグンな脂質が燃料になるミトコンドリアエンジンと糖質メインの解糖系エンジンを比べると、最新技術が搭載されたハイブリッド式エンジンと、中古車のディーゼルエンジンぐらいの性能の差があります。

糖質制限をすると、エネルギーをどんどん生み出すミトコンドリアが活発に働くようになり、体はエネルギーで満たされるようになります。だから、ダルさがなくなり、体が疲れにくく変わるのです。

そして、何よりも体にとって福音となるのが、エネルギーの発電所役であるミトコンドリアが働くと、肝臓で脂質が分解され、脂肪酸と共に全身のエネルギー源となる「ケトン体」が産生されることです。

くわしくいえば、ケトン体は「β－ヒドロキシ酪酸」「アセト酢酸」「アセトン」という3つの化合物の総称です。

脳には血液脳関門と呼ばれるバリアがあるため、通常は分子のサイズが大きい脂肪酸（脂質）はせき止められてしまいます。しかし分子の小さなケトン体は、血液脳関門をすり抜けて、脳のエネルギー源となることができます。いわば、**脂肪酸を小さくして使いやすく作り替えたものが、ケトン体なのです。**

ケトン体には、脂肪酸よりも素早くエネルギーになるというメリットもあります。

つい最近まで、医学会や栄養の専門家のあいだで悪もの扱いされていたケトン体ですが、糖質制限が広まるにつれて、さまざまな良い効果をもたらすことが次々と明らかになっています。このあとくわしくお伝えしていきます。

血糖値が下がる

薬に頼らず糖質制限で、血糖値を下げる。これこそ本書の根幹ですね。実際に、糖質を控えると血糖値は驚くほど下がります。逆に、従来式の「炭水化物で6割」のエネルギーを得るという食事が、いかに「血糖値を上げる」食事だったのか、ということが浮き彫りになります。

わたしはこれまでに、他院から移ってこられた患者さんたちから「今までの食事療法はなんだったのか……」といった言葉を何度も耳にしてきました。

実際、糖質制限をすると、血中の血糖の状態をあらわすヘモグロビンA1cがどれだけ下がるのかは、第1章の95ページでご紹介した症例のとおりです。

健康診断で血糖値が引っ掛かって要注意を受けた方から、総合病院で1日3〜4回の自己注射をする「インスリン強化療法」を受けていた方まで。たくさんの方が数カ月から1年後には注射いらずとなり「脱インスリン」に成功しました。

初診時から、全員に糖質を控える食事を指導し、鉄欠乏やタンパク質不足がある場合は、それを補う食事法も指導して鉄剤などを処方。自己注射していたインスリンを内服薬に切り替えることから始め、徐々にインスリンをやめていく「インスリン・オフ療法」を進めていきました。

もちろん、全員が速やかに改善するわけではありません。鉄欠乏の改善スピードや食事療法がどれだけ徹底できるか。そして、代謝などの「個人差」も大きく影響します。

また、長年、体を痛めつけてしまっている場合には、改善までの努力や年月が必要です。しかし、自分に合った治療をきちんとおこなうことで、改善する例はたくさんあります。

インスリンを自己注射していた2型糖尿病患者さんが、当院で糖質制限を中心とした治療を受け、その後、インスリンが不要になったことを表す「脱インスリン率」は、「はじめに」で書いた通り、１００％です。糖質制限がきちんとできれば、適切な治療で合併症を起こすことなく、血糖値とヘモグロビンＡ１ｃが下がり、肥満も改善されます。

いずれにせよ、従来式の食事指導と治療では、40単位ものインスリンをやめられる可能性は「ゼロ」ですし、内服薬をやめることさえ、夢のまた夢です。

健康診断で指摘されたあとに通う医療機関しだいで、そのあとの経過が違うことになる。今はそういう過渡期にあります。糖質やインスリンを最小限にする食事・治療が「標準」になるには、まだまだ年月がかかることでしょう。

糖尿病の方で糖尿病以外の薬を飲んでいる方も多くいらっしゃるかと思います。そのような場合でも、薬を減らせたり、やめられたりする症例がありました。

そして「内服薬ゼロ」という状態こそが、本当に健康的な状態といえます。元来、医師はその状態をめざすべきなのです。

痩せる

冒頭で書いた通り、わたしの体重は糖質制限後、大幅に減りました。身長160cm、体重76・8kg、BMI30から、**1年で14kgも減量できました。**

日本肥満学会の肥満判定基準でいえば、ＢＭＩは22が理想で、25以上が肥満といわれます（ＢＭＩの算出方法は１２３ページ参照）。25以上30未満が１度肥満、30以上35未満が２度肥満、35以上40未満が３度肥満、40以上が最重症の４度肥満です。

ここでは、この最重症の４度肥満の状態で糖質制限を実行し、結果、41kgの減量に成功した患者さんの症例をご紹介しましょう。

身長１４６・６㎝、体重１４５・１kgという、ＢＭＩ67・５の症例です。初診される前年に、某大病院に２カ月入院し、25kg痩せましたが、あっという間にリバウンドし、歩くのも大変という状態でわたしのところを受診されました。階段も登れず、睡眠時無呼吸症候群も併発し、高度の肥満のため食事が喉につかえるようになっていました。初診時にはなんとかタクシーで来院できましたが、自宅へ帰るにも命の危険を伴うと判断し、そのまま緊急入院となりました。

ひと月ほど入院し、退院時には132・2kg、退院後の受診では123・3kgと、初診から20kg以上減量し、BMIも58・6まで下げることができました。そして、初診から9カ月後には113・2kgと、約32kgも減量することができたのです。

しかし、この症例には続きがあります。

そのあと、この患者さんの通院が途絶え——初診から2年2カ月目のことでした。再び体重140・2kgとなって再来院されたのです。

このときには、肥満のために血圧が上197、下110と上昇し、深刻な心不全を起こしていました。心不全からくる「心臓ぜんそく」のために、強い喘鳴《ぜんめい》も起きていました。まさに、命の危険性が高い状態となっていたために、再び緊急入院となりました。

それから約2カ月後、心不全が心配のないレベルまで改善され、体重も114kgまで減りました。初診から2年7カ月後の現在では、さらに減量されて104kgとなっています。初診時から41kg以上減り、心臓ぜんそくも発作なく経過しました。

実は、この患者さんには初診時と、リバウンド時に、共通する問題がありました。それは、「鉄欠乏」です。

初診時にはフェリチンが18ng／ml、リバウンド時には13ng／mlと、非常に低値となっていたのです。そして、そのあとにさまざまな患者さんを調べていると、2度肥満以上の患者さんたちのほとんどが、鉄欠乏を起こしていたことが分かりました。

第1章でお伝えしたように、鉄が欠乏することで自分の意志では止め

ることができない「糖質依存症」になってしまいます。糖質制限をしたくてもできない、という肥満症の場合、鉄欠乏が隠れていることが多いのです。

しかも、フェリチン値が300台あると糖質摂取の欲求がおさまるものの、200ng／ml台では、再び糖質依存傾向となる方がいました。鉄がどのくらい必要か、ということに関しても、個人差が大きく存在するのです。

さらにこの症例からは意外なことが分かりました。

それは、高度肥満があるにもかかわらず、低アルブミン血症に陥っていたということです。「アルブミン」とはタンパク質の一種です。つまり、肥満であるにもかかわらず、タンパク質が不足していたのです。

「肥満」で一般の方が思い浮かべるのは「栄養過多」です。しかし、実際には肥満でありながら、特定の栄養素については不足しているということがあり得るのです。

その傾向が最も強いのが鉄分です。同時に、タンパク質も不足しているケースが非常に多くあります。

そして実は、糖質制限と鉄とタンパク質の補給は、肥満の対極である「痩せ過ぎ」を解消することにもつながります。これは適正体重になる、とも言い換えられます。

痩せ過ぎの人にも鉄とタンパク質不足はつきもので、しかも肥満よりも改善は困難であるといわれています。

肥満であったり、痩せ過ぎていたりと、適正体重になれない背景には、どちらも鉄とタンパク質不足が隠れていることが多いのです。

糖質制限がうまくいかない、肥満や痩せ過ぎが解消できない、という方は、糖質制限を始める前に、まずは、鉄とタンパク質不足を解消する必要があります。

血圧が下がる

糖質制限で高血圧は改善されます。

当院の患者さんたちも改善したケースは多く、わたし自身、2度肥満になったときには上が140を超えていましたが、今では110~120程度と、正常になりました。

では、なぜ糖質制限で血圧が下がるのでしょうか？　それについて解説していきます。

【糖質制限で血圧が下がる理由①】 体重の減少

体重が増えるということは、その分だけ血液の量が増えるということです。心臓から送り出される血液が血管内壁にかける圧力が、血圧です。つまり、血液の量が増えれば、血管に対する圧力も増え、血圧が上昇するというわけです。逆に体重が減れば血液の量も減るため、血圧は下がります。そのため肥満で高血圧の方は、体重を落とすだけで、高血圧が改善されることがあります。

【糖質制限で血圧が下がる理由②】 インスリン分泌量の低下

糖質制限でインスリン分泌量が低下すると、心臓から送り出される血液量と、血管への圧力の両方が低下して、血圧は下がります。

なぜなら、インスリンには体内に塩分と水分をためる作用があるからです。

塩分や水分が尿として排出される途中で、インスリンはそれらを再度体内に引きこむ作用を持っています。これを「再吸収」といいます。血圧を改善するために利尿剤が処方されるように、塩分と水分が体からスムーズに出ていくようになれば、血圧は下がりやすくなります。インスリンが減ればこの再吸収の作用も減るため、速やかに血圧が下がり始めます。

さらに、体内の水分が減り血液の量が減少することでも、降圧効果が得られます。

また、インスリンが動脈硬化を引き起こすことは、第2章で説明したとおりです。インスリンが減れば、血圧上昇の原因となる動脈硬化も減少します。

このように、体重減少とインスリン分泌量の低下という2つの面から、血圧は下がりますが、これは高血圧の9割以上を占める「本態性高血圧」の場合です。

高血圧には本態性高血圧以外に「二次性高血圧」というものがあります。腎臓の病気、ホルモンの病気、血管の炎症などの病気、脳腫瘍などの脳・神経に起こる病気、脳外傷、遺伝性の高血圧、薬による高血圧などがこれにあたります。

これらの「二次性高血圧」の場合は、原因となるものを改善・解消しないかぎり、血圧は下がりません。この場合は、医療機関での精密検査が必要です。

脳がクリアになる

「糖質で脳の働きが鈍くなる」というのは前述のとおりです。その逆もまたしかりで、「糖質を控えれば脳の働きは鈍らない」ということです。

糖質を控えれば、血糖値の乱高下がなくなり、一定となります。すると、インスリンの大量分泌もなくなり、**血糖値の急な上昇による「食後の眠気」がなくなったり、大幅に減ったりします。そして、そのあとの「血糖値の急な低下」によるイラツキや空腹感なども軽減されます。**

また、糖質を控えることで増える「ケトン体」の作用として、認知症がある高齢者、認知症のない高齢者、両方の認知機能の向上が報告されています。

つまり、糖質制限によって血糖値の乱高下によるマイナスがなくなり、ケトン体によるプラスの影響を受けることで、脳は常に高いパフォーマンスを維持できるようになるのです。

認知症の予防、進行の抑制ができる

糖質を摂らないだけで、認知症のリスクは軽減され、進行を抑えることもできます。糖質と認知症の関係については、第2章でお話ししたとおりです。

認知症には2大認知症としてアルツハイマー型認知症と脳血管性認知症があると前述しました。アルツハイマー型認知症は、インスリンによって発症リスクが高まります。糖質を控えることでインスリンを減らせば、この「インスリンによるリスク上昇」を低下させることができるのです。

また、脳血管性認知症は動脈硬化により血管が詰まり、脳虚血や、脳梗塞になることで起きます。つまり、脳血管性認知症は動脈硬化を防げば予防できるということです。

ただし、これは糖質制限で認知症が治るということではありません。「進行の予防」と「治る」のあいだには大きな差があるからです。

また、アルツハイマー型認知症で萎縮してしまった脳を、再び戻す方法はありません。脳血管性認知症でも、脳梗塞で死んでしまった脳細胞を増やす方法はありません。

つまり、認知症を「治す」方法は、今のところないわけです。できるのは糖質制限によって症状の進行をゆっくりにする、ということです。

つまり、重要なのは、認知症になる前からの糖質制限の習慣づけです。

認知症になると、糖質を強く求めるようになるということを第2章で書きました。抑制のきかない認知症になってから糖質制限をしようとすると、かなり難しいものがあります。できるだけ若いころから糖質を控えることが、認知症の発症リスクを下げ、なってからの進行を抑えることにつながります。

がんのリスクが減る

前述したとおり、糖質とがんは密接に関わっています。とくに、胃がん、大腸がん、肺がんや乳がんなど、腺組織にがんができる腺がんタイプは、糖質との関連性が高いといわれています。

がんは自らの材料やエネルギーを、糖質から得ています。つまり、糖質を控えることで、がん細胞を兵糧攻めにすることができるわけです。

糖質制限でインスリン分泌が減れば、インスリンによるがんの増殖促進効果も減らせます。

実際に腺がんタイプの患者さんに聞くと、見事なまでに糖質過多の食事を摂っています。糖質を控えれば、これらのがんのリスク軽減は期待できます。

ただし、一部のがんやその他の悪性腫瘍には糖質との関連性が低いものもあり、それらに対しては違う配慮が必要です。

それでも現在、増加傾向にあり、がんの大部分を占める腺がんが予防できるという事実は無視してはならないことです。

もちろん、これも208ページに書いたように「予防」と「治る」のあいだには大きな差があります。予防よりも、すでに発病した病気を治すことは、何倍も大変です。予防なら糖質制限の度合いはゆるくていいかもしれませんが、「がんを治す」となると、糖質と関連性の高いがんの場合には「断糖」に近いレベルの糖質制限が求められます。また、ケトン体も高いレベルで維持する必要があります。

できるかぎり「がんになる前から糖質を控えて予防すること」。それが人生を先回りして考えるうえで、はるかに得策なのです。

妊娠しやすくなる

糖質制限で妊娠しやすくなる。これも初めて聞くと意外な気がすることでしょう。実際に、不妊治療の現場で、糖質制限が効果をあげていることが分かっています。

体外受精をおこなうとき、卵子を受精してから5日後の受精卵の状態まで成長させてから女性の子宮に戻します。そしてこの受精卵が子宮内膜に着床することで、妊娠が成立します。

この子宮に戻せる状態にまで育った受精卵を「胚盤胞《はいばんほう》」といいますが、驚いたことに、**糖質を制限した場合、この胚盤胞が育つ確率（胚盤胞達成率）が向上したという報告があるのです。**

2012年のアメリカ生殖医学会で発表された研究によると、35歳未満の患者12名を対象に、タンパク質を増やし、糖質を減らす食事を摂ってもらったところ、胚盤胞成立が18・9%から45・3%に増加し、臨床的妊娠率は16・6%から83%に増えたと報告されました。

さらに、男性の精子の状態にも、糖質が影響を与えるという報告があります。

ハーバード公衆衛生大学院が18歳から22歳の健康な男子学生を対象に、砂糖入り清涼飲料水と精子の質を調べた研究で、**砂糖入り清涼飲料水を飲む男性ほど、精子の運動率が低くなることが分かりました。**糖質の摂取は、男性側にも影響がある、という可能性が示されたのです。

糖質制限は、卵子と精子共に妊娠の可能性を高めるかもしれません。

もう1つ、ぜひともお伝えしたいのが、不妊症と鉄不足の関係です。**不妊症には原因不明のものが多くありますが、鉄欠乏が一因となっているケースもあるとわたしは考えています。**精密検査をしても、不妊や不育の原因がはっきりしない場合には、糖質を控えるとともに、鉄欠乏についても検査や治療をすると、状態が改善する可能性があります。当院では、糖質制限に関連して、不妊症の方も外来に多く訪れますが、採血検査をすると、ほぼ全員が鉄欠乏です。

そして、**長年不妊治療をしていて、糖質制限と鉄の補充で実際に妊娠した患者さんもいます。そのお一人だったNさんにもやはり、鉄欠乏がありました。**

鉄が不足しているかどうかは、鉄を体内にとどめる働きを持つ「フェリチン」で測りますが、Nさんの初診時のフェリチンは37 ng／mlと、非常に低値でした。そのため、鉄剤を1日100㎎毎日内服してもらいました。それから約4カ月後、フェリチンが80～90 ng／ml程度に上昇したときに、妊娠が分かったのです。

そのあとも鉄剤の内服を続けていましたが、妊娠の継続とともに、フェリチンが40 ng／mlまで低下しました。出産時には出血するため、鉄が減るというイメージがありましたが、妊娠中にもここまで急激に鉄が減ることに、わたしも驚きました。そして、出産後には、フェリチンは順調に回復しました。

さて、Nさんの例から考えると、妊娠、出産にはどのくらいの鉄が必要なのでしょうか？

フェリチンの通常の基準値は、女性の場合90ng／ml程度、男性の場合は300ng／ml程度（検査会社や検査機器・方法などによって異なる）です。しかし、この基準値はけっして「正常値」とはいえません。女性の場合、妊娠中および出産後には、前述の通り、大量の鉄が消費されるからです。また、妊娠しやすくなるという点でも、鉄はしっかりとした量が必要です。このため、妊娠前から出産時のフェリチン値は、最低でも100ng／mlが必要だと、わたしは考えています。ときどき女性でも300台程度のフェリチン値をめざすことがあります。女性の場合はフェリチン値が上昇しづらい傾向があるため、多いときには1日に300㎎の鉄剤投与を推奨することもあります。

また、鉄欠乏の背景には体内で出血が起こっている場合があるため、トラネキサム酸などの止血剤を用いたり、月経による出血が多過ぎる場合にはピルを勧めたりもします。また、男性も最低でフェリチン150ng／ml以上、糖尿病や肥満、がんがある場合には300ng／ml台以上を目指すこともあります。

注意していただきたいのが、これらの治療は、精通した医師の下でおこなう必要があるということ。自己判断で大量の鉄分を摂取するのは、お勧めしません。

インスリン注射なしで妊娠・出産した2型糖尿病患者さん

糖質制限で、妊娠・出産をした糖尿病患者さんの好例をご紹介しておきましょう。30歳代後半のAさんは、もともと2型糖尿病があり、大病院で治療を受けていた方です。当時はインスリンの自己注射を58単位も打っていました。

妊娠を希望していましたが、大病院から「出産を前提とした管理はできない」と言われてしまいました。

そのため、Aさんは糖質制限による出産の第一人者である宗田マタニティクリニック院長の宗田哲男先生を訪ねて学び、同じく糖質制限による出産を手掛ける永井マザーズホスピタル院長の永井泰先生の元へ通院し始めました。そして、無事にインスリンを終了し、内服もない状態になってから、糖尿病治療のために当院を受診されたのです。

初診時のヘモグロビンA1cは8・1%でしたが、インスリン・オフ療法としっかりとした糖質制限食によって、3カ月後には6・4%へと改善しました。

わたしのところでの糖尿病治療と、永井マザーズホスピタルでの不妊治療を継続されてから、ちょうど2年がたったとき、妊娠が確認されました。

ところが、妊娠後期に切迫早産となり、永井先生の病院へ入院。このとき、インスリンの作用不足によって代謝が乱れ「糖尿病性ケトアシドーシス」を発症、体内が極端に酸性に傾いた影響で頻呼吸・呼吸苦となっている状態でした。

通常、妊娠していない場合にはインスリンを投与しますが、妊娠中はインスリンの効きが悪くなります。つまり、通常量のインスリンを投与してもあまり効果が期待できないため、多めに投与する必要があるのです。

しかし、このときのAさんの血糖値は、120程度と正常でした。この状態でインスリンを多めに投与すれば、低血糖になる可能性があり、母子共に危険な状態となります。それでもインスリンでケトアシドーシスを治療するなら、24時間持続的にインスリンを投与しつつ、さらにブドウ糖を点滴することが必要になります。しかしそれは血糖値が不安定になるため、母子共にリスクが高い方法でした。

そこで、永井先生と宗田先生、さらにわたしを加えた3人の医師のあいだで密に連携をとり、検討をしたうえ、人工的に作った代謝を正常化するホルモン「GLP1製剤（GLP-1受容体作動薬、GLP-1アナログ製剤）」を投与しました。胎児への影響も少ないと考えたすえの選択でした。

その効果は劇的で、GLP1製剤を投与後、すぐに頻呼吸・呼吸苦は治まり、ケトアシドーシスも改善、Aさんは無事に出産することができたのです。

妊娠中の糖尿病患者さんは、「インスリンのみで血糖値をコントロールすべき」というのがスタンダードな考え方です。このため、血糖値が正常な糖尿病性ケトアシドーシスでも、とにかくインスリンが投与されます。

しかし、Aさんのケースでは、インスリンを投与することなく、妊婦さんの糖尿病性ケトアシドーシスが改善されたという点が、非常に画期的でした。

すぐにGLP1製剤を使用された永井先生の理解の深さと行動力には驚きました。また、この道の第一人者である宗田先生のアドバイスも、心強いものでした。

もちろん、他の症例で同じような経過になるとは限りませんが、**糖質制限とインスリン・オフ治療で、糖尿病の妊婦さんの出産を可能にした、**

最初の一歩という点で非常に可能性を秘めた症例といえます。

ただし、インスリンが絶対的に必要な場合もあり、その場合はGLP1製剤のみでは改善されません。

このため、糖尿病および、糖質制限やケトン体などにくわしい医師の下での治療が望まれるのです。

頭痛が改善する

糖質制限経験者の声を聞くと、「糖質制限で頭痛になった」というケースと「糖質制限で頭痛が減った、治った」というケースの両方が聞かれます。

これは、実は両方正しいといえます。

まず、「糖質制限で頭痛になった」というケースには、次の2つのパターンがあります。

1つは、間違った糖質制限による、エネルギー不足で起こる頭痛です。従来の「健康的な食事」のイメージのまま糖質を控えると、糖質だけでなく、タンパク質も脂質も不足してしまいがちです。この場合、脳のエネルギー不足が「頭痛」という症状として表れます。血糖値が下がり、ケトン体も低い状態であるために陥る低血糖の症状といえます。

この頭痛を解決するのは簡単です。**エネルギー不足が起こらないように、タンパク質と脂質を適切に摂れば、頭痛は起こらなくなります。**

もう1つのパターンは、いわゆる「糖質酔い」といわれるものです。糖質制限をしっかりとしている状態から、久々に糖質を摂ったあとに起こる頭痛で、これは「反応性低血糖」というもの。

反応性低血糖は、食後のインスリンが遅れて過剰に分泌されてしまうため、食後数時間たってから低血糖になります。そのときには、大量に分泌されたインスリンの作用で、ケトン体も体内から消失してしまいます。そのうえで低血糖となるため、脳はエネルギー不足となって、それが頭痛として感じられるのです。

わたしが徹底的な糖質制限を始めてから3カ月がたったとき、あるお祝いの席で久しぶりに赤飯を食べました。そうしたら、強い頭痛と眠気に襲われ、1時間ほど横にならざるを得なくなってしまったのです。そのとき「これが糖質酔いか」と実感しました。

この「糖質酔い」を防ぐには、普段からある程度、少量の糖質を摂っておくこと、糖質を一度にたくさん摂らないように気を付けることです。

次に「糖質制限で頭痛が減った、治った」というケースです。ちなみに全ての頭痛が良くなるわけではないことを最初に言っておきます。

頭痛には「一次性」と「二次性」があります。

一次性頭痛には片頭痛(偏頭痛)、筋緊張性頭痛、群発頭痛などがあります。二次性頭痛には、クモ膜下出血による頭痛、脳腫瘍による頭痛、髄膜炎による頭痛などがあります。クモ膜下出血は主に脳の動脈瘤が破裂することで起こる出血で、「バットで頭をたたかれた」と表現されるほど強烈な非常に危険な頭痛です。

一次性頭痛のなかで、最もポピュラーなのが片頭痛です。

糖質制限で片頭痛が良くなるという話が、最近ではだいぶ広まってきました。実際のところ、関連性ははっきりとは分かっておらず、そもそも片頭痛がなぜ起きるのか？　ということ自体が正確には分かっていません。

セロトニンや血管の拡張・炎症などが関係しているという説が有力ですが、それで全てが説明できるわけではないのです。

ただわたしは、糖質制限によって、糖化やインスリンによる酸化ストレスが減るというのが、片頭痛改善の要因になっているのではと考えています。

同様に、筋緊張性頭痛が糖質制限で改善したという例もあります。これも、上記の片頭痛改善と同様な機序が考えられています。

また、片頭痛のなかには、鉄欠乏が一因となっている場合があります。この場合は鉄分を適切に補給する必要があります。

一次性頭痛のなかでも、群発頭痛は最も強烈な痛みがあることで知られています。片目の奥が焼けるように痛くなる頭痛で、「最も痛い頭痛」「頭痛の王様」ともいわれるほどです。

そして何を隠そう、わたしは群発頭痛にもなったことがあります。

群発頭痛に糖質制限が効くかどうかですが、症例数が少ない病気のために、はっきりとは分かっていないというのが現状です。

しかし、わたしの場合は、効果があったといえるので、くわしくお話ししておきましょう。

その名のとおり、群発頭痛には「群発期」という、痛みが起こる時期があり、それ以外の時期には痛みがないという特徴があります。

わたしの場合、2年に1回、1カ月程度の群発期が来ており、1日に1～2回、1回あたり1時間程度の頭痛発作が起きていました。

目の奥がジリジリと痛くなり、発作が本格的になると、寝る以外に何もできないほどの痛みに襲われます。

β遮断薬、カルシウム拮抗薬、酸素吸入、カフェイン摂取などいろいろと試しましたが、結果として発作を止めたのは「スマトリプタン」という血管を収縮させる注射薬のみでした。ただ、注射薬の液自体の刺激性が強いため、打つときに激痛がありました。

群発頭痛の発作で痛いときに、さらに痛い注射を打つ……という悲惨なことになっていました。

今現在、この「頭痛の王様」がどうなっているかというと――2年に1回、必ず来ていた発作が、糖質制限後は3年に1回になるなど、間隔がのびました。1カ月程度の群発期が短くなったり、痛みが軽くなったりすることはなかったのですが、群発期がやって来る間隔が長くなるだけでも、わたしにとっては大変うれしい変化です。

群発頭痛は非典型的な例であり、全員に効果があるとは思いませんが、発作の予防策として糖質制限をおこなうことも、選択肢の1つだと考えます。

第4章　薬に頼らず血糖値を下げる18のコツ

4

1 治療中は経験のある医師の下でおこなう

ここからは、実際に血糖値を下げるための実践編として、糖質制限を中心にした食事のコツをお伝えしていきます。しかしその前に、お伝えしておくべき注意点があります。それは、糖尿病治療中は、常に「低血糖」になる危険性があるということです。

とくに、インスリンを強力かつ長時間強制的に分泌させ続ける薬剤「SU剤」は、内服薬のなかで最も低血糖のリスクが高いです。**SU剤を内服中、もしくはインスリンを注射している場合には、どんどん血糖値が下がり、低血糖になるリスクがあるので、自己判断で糖質制限をおこなうのは大変危険です。**必ず、糖質制限に理解と経験のある医師の下で、おこないましょう。319ページで「日本糖質制限医療推進協会」のホームページを紹介しているので参考にしてください。

2 糖質を減らす前に、鉄とタンパク質を足す

糖質制限を始めて最初に失敗する一番の原因が、「いきなり糖質ゼロ」です。そしてこれで挫折するタイプの代表が、「鉄欠乏のある人」です。意志が弱いからとか根性が足りないからというわけではなく、栄養状態の悪さが関係しています。

第2章、第3章で繰り返しお伝えしたように、閉経前の日本人女性のほとんど、そして肥満男性の多くは、鉄欠乏です。そして**鉄欠乏の場合、ケトン体や脂肪酸の代謝がうまくいかないため、足りないエネルギーをほぼ全て糖質で補うことになります。そのため糖質を大量に、そして強**

烈に欲するようになるのです。

そこで、糖質をいきなり摂らないようにすると、体は当然、急激なエネルギー不足に陥ります。さらに糖質依存を起こしているため、精神的にも大きなストレスを感じてしまいます。

加えて、日本人女性はタンパク質不足も併発しているケースがほとんどです。まずは、鉄欠乏とタンパク質不足を改善すること。それから糖質制限をスタートすれば、すでに糖質依存からは抜け出せているので、無理なく糖質の量を減らすことができます。

ときどき、鉄剤を飲んでも鉄欠乏が改善しない人がいますが、その場合、体内で出血を起こしている可能性があります。

男女共通の出血原因は、胃や腸などからの出血です。便潜血検査や内視鏡検査で調べることができます。検査結果によっては、ポリープやがんを取ったり、胃薬を飲んだりして治療します。

女性の場合は、さらに婦人科疾患や月経での出血の可能性があります。婦人科疾患では卵巣嚢腫や子宮筋腫が原因となっている場合もしばしばあります。鉄剤だけで鉄欠乏が改善されない場合は、トラネキサム酸などの止血剤を飲んだり筋腫を取る手術をしたりします。

鉄が不足すると各細胞でエネルギー不足が起き、体温低下や慢性的な冷え性、そして発がんリスクの上昇など体に悪い影響がたくさん出てきます。脳でのエネルギー不足はうつ、パニック障害を引き起こすこともあります。この鉄欠乏をクリアすることが、糖質制限にとって欠かせない前準備です。

糖質制限をしようとすると、その前段階で不健康さが明らかになります。つまり糖質制限は、基本的なところから体を見直す良いきっかけにもなるのです。

ですので、日本人女性の皆さんの場合は鉄とタンパク質をしっかり摂ることから始めて、その次に糖質を控えていく、という順序での実施がお勧めです。

3 糖質は1食につき20g以下が目安

1食の糖質量の目安については、何通りかの考え方があります。

世界で初めて糖質制限を実践した、アメリカの糖尿病専門医リチャード・バーンスタイン博士が提唱する「1日あたり130g以下」や、アメリカの循環器医ロバート・アトキンス博士が提唱する「最初の2週間は糖質を1日あたり20g以下」にするというものは、海外で有名です。

日本では、北里研究所病院糖尿病センターのセンター長、山田悟先生が提唱する、比較的ゆるやかな「1食あたり糖質40g以下」があります。これなら、1食で茶碗半分程度（白米1杯で糖質約55g）のごはんが食べられることになります。糖尿病を発症していなかったり、各種の疾患がなかったりして比較的健康な方であれば、この方法でも健康を維持できるかもしれません。制限がゆるやかなため、開始しやすい方法といわれています。

そして最も有名なのは、京都の高雄病院の理事長、江部康二先生が提唱されている糖質制限で「1食の糖質量20g以下」というものです。20gは、糖尿病を発症している人の血糖値が上昇し過ぎない量ということを根拠に算出されているため、糖尿病患者さんに最もお勧めできる基準値といえます。

江部先生の研究によると、２型糖尿病では糖質1gあたりで約３㎎／dl程度の血糖値の上昇がみられるとのことです。

つまり、食前の血糖値が80㎎／dlとすると、糖質20gを摂取した場合には、下のような計算になります。

つまり、糖質20g摂取後の血糖値は１４０㎎／dlと見こまれ、問題が出ない程度の上昇幅ということが分かります。非常に論理的です。

わたしが提唱する「タンパク脂質食」も、これを目安に左ページのように定めています。

20g×3㎎／dl＝60mg／dl程度の血糖値上昇

80mg/dl＋60mg/dl＝140mg/dl

タンパク脂質食は、糖質制限の「制限」という言葉に引っ掛かりをおぼえる患者さんがいたために、抵抗がないであろう名称を付けた、低糖質な食事方法です。

くわしくは242ページ以降で説明しますが、肉や卵などの動物性のタンパク質、およびバター、ラード、生クリームなどの動物性の脂質を推奨しているところが特徴です。

糖尿病予備軍および糖尿病の場合

↓

1食の糖質20g以下

がん患者の場合

↓

1食の糖質0g目標

健康体の場合

↓

1食の糖質40g

4 よく食べる食材の糖質量をざっくりと頭に入れておく

ほとんどの人は、あらゆるものをまんべんなく食べるというよりも、ある程度決まった食べ物を食べていると思います。自分が日常でよく食べている、定番の食べ物の糖質量をざっくりと把握しておくと、糖質量のコントロールはぐんとラクになります。患者さんたちの食事を指導するなかで、よく出てくる定番食材の糖質量を、240ページにまとめたので、参考にしてください。

前述のとおり、血糖値に問題がある場合は、1食の糖質は基本的に20gまで。そうすると、米、パン、うどん、そば、そうめん、パスタなどの主食は控えることになります。次に気を付けるべきは、果物やとうもろこし、カボチャ、サツマイモなどのイモ類、そして意外とくせものの練り物製品です。

低糖質な肉と魚、卵、キノコ、油、葉物野菜は全てOKです。

5 自分に合った主食の減らし方を見つける

白いごはんや白いパンといった毎食の主食ともいえる食材が糖質の主な供給源ですから、糖質制限は、そこをいかに制限するかにかかっています。

主食の減らし方は「1食単位で主食を抜いて控える場合」と「全体のなかでの量を減らす場合」とがあります。たとえば「ごはんは朝だけ食べて昼と夜は抜く」というのが1食単位の減らし方、「ごはん半膳を朝昼晩食べる」というのが、全体のなかで量を減らす方法です。どちらが合

食品別　1食あたりの糖質量一覧

「七訂　日本食品標準成分表」を基に各食品を1食あたりのグラムに換算して糖質量を算出（炭水化物―食物繊維、小数点第2位は四捨五入）。

主食　どれもかなりの高糖質。できるかぎり摂取を控えたい

食品名	糖質量
白米（茶碗1杯／150g）	55.2g
食パン（1枚／60g）	26.6g
うどん（ゆで麺1玉／300g）	62.4g
中華麺（ゆで麺1玉／190g）	53g
スパゲッティ（乾麺1食／100g）	71.2g
そば（ゆで麺1玉／245g）	58.8g

肉・魚・卵　ほぼ糖質フリーなので糖質制限食の主食に

食品名	糖質量
和牛肩ロース（赤身／100g）	0.2g
和牛もも（赤身／100g）	0.6g
豚肩ロース（赤身／100g）	0.1g
豚ヒレ（赤肉／100g）	0.3g
ボンレスハム（100g）	1.8g
ウインナーソーセージ（100g）	3g
鶏もも・むね・ささみ（100g）	0g
生卵（1個／60g）	0.2g
アジ（1尾／100g）	0.1g
イワシ・サンマ（1尾／100g）	0.1g
サバ（1切／100g）	0.3g
サケ（1切／100g）	0.1g
ブリ（1切／100g）	0.2g

豆・豆製品　大豆は安心、そら豆は要注意	
食品名	糖質量
国産大豆（ゆで黄大豆／50g）	0.9g
木綿豆腐（100g）	1.2g
納豆（50g）	2.7g
無調整豆乳（150g）	4.4g
枝豆（50g）	1.9g
そら豆（ゆで豆／50g）	6.5g
ひよこ豆（ゆで豆／50g）	7.9g

野菜　イモ類は高糖質のため、食べ過ぎ注意。葉物は低糖質	
食品名	糖質量
ジャガイモ（1個／100g）	16.3g
サツマイモ（100g）	29.7g
サトイモ（100g）	10.8g
ナガイモ（100g）	12.9g
カボチャ（50g）	4.1g
トマト（1個／100g）	3.7g
玉ネギ（1個／200g）	14.4g
レンコン（50g）	6.8g
なす（1個／50g）	1.5g
だいこん（50g）	1.5g
にんじん（50g）	6.5g
ごぼう（30g）	2.9g
ホウレン草（50g）	0.2g
キャベツ（50g）	1.7g
ブロッコリー（100g）	0.8g

うかは人によります。3食とも主食は食べるけど、1食1食はほんの少量で満足できるようになり、血糖値が改善したという方もいらっしゃいます。鉄やタンパク質が不足していない人の場合は「いきなり糖質ゼロ」でうまくいくこともあります。わたしがまさにそうでした。

代謝や体質は個人差がとても大きいため、自分に合った、長く続けられる方法を探ることが成功のカギになります。

6 カロリーを気にせず「タンパク脂質食」にする

カロリー神話が、体内の代謝についてはいっさい考慮されていない、まさに神話でしかなかったことは前述のとおりです。ところが、いまだに多くの人が根拠のないカロリー神話を信奉しています。

ほんとうは、カロリーよりも「成分ごとの適正量」に意識を向けるべ

きです。具体的には、「PFC量」といわれるもので、Pは「Protein（タンパク質）」、Fは「Fat（脂質）」、Cは「Carbohydrate（炭水化物）」のことで、これら3つの成分の量です。

ちなみに、炭水化物は食物繊維と糖質を足したもの。本来は糖質だけに気を付けてほしいのですが、英語圏には「糖質」を直接表す単語がないため、ここでも一般的に使われている「Carbohydrate（炭水化物）」という言葉を使っています。

ここでいう「カロリーは気にしない」というのは、「体内の代謝」や「ダイエット」「血糖値の上昇」などを考えるとき、食事はカロリーではなく「タンパク質量」「脂質量」「糖質量」を考えるべきということです。

もちろん、総エネルギー量が多過ぎれば体重は減らないため、糖質を控えても痩せないときはカロリーを考慮する必要があります。

では、タンパク質、脂質、糖質の3成分は、それぞれどのくらいの量を摂るべきでしょうか。糖質制限食では、当然ながら糖質量が少なくなるため、その分のエネルギーをタンパク質と脂質で補うことになります。

エネルギーのざっくりとした内訳は、下のグラフのとおり、タンパク質40％、脂質50％、糖質10％です。

身長160㎝で運動習慣がない中年男性でいえば、必要とする純粋なタンパク質量は150g程度。それは赤身肉でいえば、500g以上に相当します。たとえば、牛赤身肉100g中に

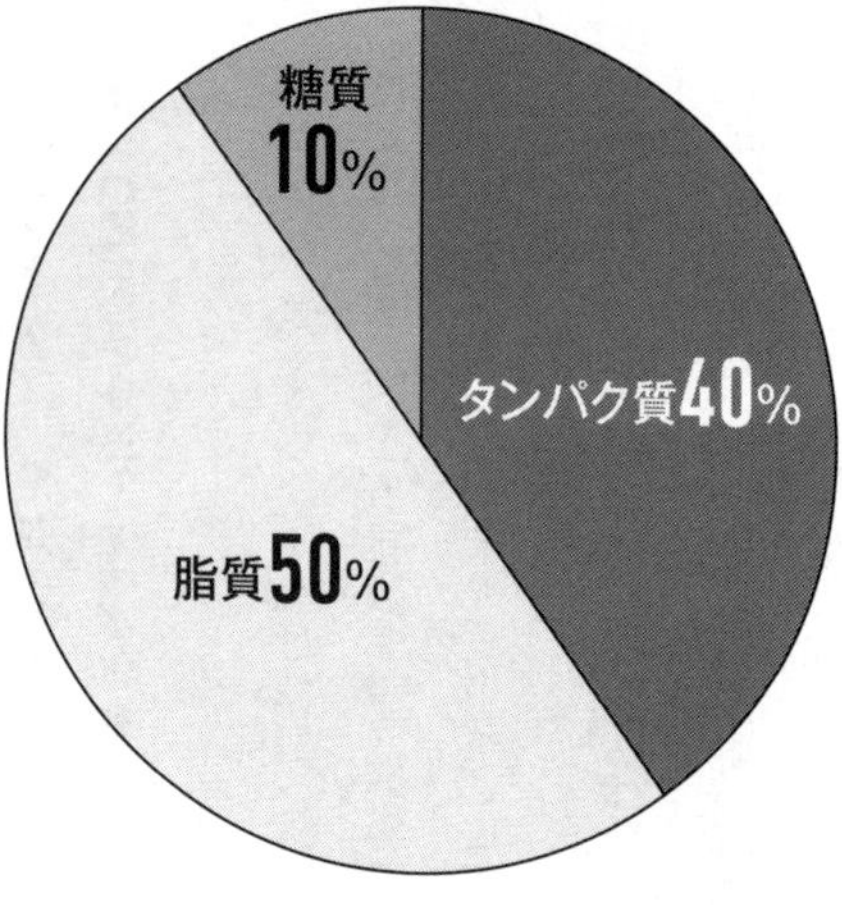

は、タンパク質約20g、脂質約10gが含まれています。これを大さじ1（約12g）のオリーブオイル（脂質100％）で炒めて食べれば、右ページの円グラフに近い内訳となるわけです。

ちなみに、この3成分の内訳は1つの目安として考えてください。各成分の適正な量は、個々の状態、代謝、めざす方向性などによって変わります。ぜひ血糖値が下がり、体が軽くなる量と割合を日々の食事のなかで探ってみてください。「自分に合った食事」を探求することは、非常に大切なことです。

このような、**脂質とタンパク質を中心とした低糖質の食事を、わたしは「タンパク脂質食」と名付けて、糖尿病患者さんたちへ指導しています。このバランスで食事を摂ることができれば、理想的なエネルギー代謝が働き、血糖値も下がり、自然と適正な体重に整っていきます。**

7 タンパク質を主食にする

今日から主食を抜いてくださいとお話しすると「何を食べたらよいのか分からない！」と訴える患者さんは多くいらっしゃいます。そんなときには、「主食抜き」ではなく、「わたしの主食はタンパク質」だと頭と胃袋を切り替えるとうまくいきやすいです。

ここでは、新しい主食に向いているタンパク質をご紹介しましょう。

最も広くお勧めできるのが、卵です。

生きるうえで欠かせない8種類のアミノ酸を「必須アミノ酸」と呼びますが、卵にはその全てがまんべんなく含まれています。また、アミノ酸だけでなく、カルシウム、マグネシウム、亜鉛、鉄、リンなどのミネラルや、ビタミンA、B2、B6、B12、葉酸、ビタミンD、ビタミンEなどの各種ビタミンも含まれていて、「完全栄養食品」とも呼ばれています。「卵と水だけで生きられる」といわれることがあるほど、卵は栄養たっぷりの食品なのです。

さらにスーパー、コンビニなどで入手しやすく、料理のレパートリーも豊富で、日々の食事に取り入れやすいところも魅力です。

卵はつい最近まで、「コレステロール値を上げる悪者」という汚名を着せられていましたが、これがまったくの誤解であることは、もうご存じでしょう。

コレステロールは体内で合成されるものが大半で、食べたもので上下することはほとんどありません。そもそもコレステロール自体が、傷んだ血管を修復するために欠かせない、大切な栄養素であることはすでに述べた通りです。

次にお勧めするのは、肉です。鶏、豚、牛など、どんな肉でも構いません。ただし、最近では食の安全という観点から、飼育時に使われるホルモン剤や抗生物質が問題視されているので、飼育法には注意してください。

糖質制限食の主食に代わるものとしては、こうした卵や肉などの動物性タンパク質がお勧めです。

肉や卵に飽きたとき、また、これらが苦手という場合には、魚が候補となります。ただし、肉や卵に比べると痩せてしまいやすいということと、水銀やヒ素など有害金属の摂取源になる可能性があるという点においては、注意が必要です。気になる場合は、比較的有害金属が多いとされている大型魚を避け、青魚や小魚を選ぶといいでしょう。

ときどき「チーズはどうですか」と聞かれることがありますが、チーズで太りやすい方は量の調節が必要です。また、塩分過多になりやすいのも難点です。

次に、糖質の少ない豆腐や納豆などの植物性タンパク質です。こちらも痩せやすく、かつ卵ほど栄養が豊富というわけではないため、他のおかずで栄養を補う必要があります。また、大豆は遺伝子組換えや、ホルモン様作用なども問題視されているため、選び方、食べる量については注意が必要です。

大豆製品を主食にするときにお勧めしているのは「遺伝子組換えではない発酵した大豆製品」、つまり、遺伝子組換えでない大豆を使用した、納豆です。

8 質の良い脂質をしっかり摂る

糖質制限の初期にありがちな失敗が、脂質の摂取も控えてしまうケースです。従来の「脂質は体に良くない」というイメージに引きずられてしまうのでしょう。しかし、**糖質と同時に脂質まで制限すると、体はエネルギー不足に陥るうえ、糖質を摂っていないのに血糖値が上がるという理不尽なことが起こります。**

これには、「糖新生」という体の仕組みが関係しています。

体に糖質も脂質も入ってこなくなると、体はタンパク質をエネルギーに変えるために、肝臓などで「糖新生」を起こします。糖新生は、肝臓などでタンパク質からブドウ糖を産生する働きです。つまり、**せっかく**

糖質を控えていても、体が勝手にタンパク質を使って糖質を作ってしまうのです。結果、血糖値が上がるので、インスリンが不必要に分泌されてしまいます。

反対にしっかり脂質を摂っていれば、脂質がエネルギーに変わるため、当然、血糖値は上がりません。しかも脂質の一部は、さまざまな健康効果をもたらしてくれるケトン体にもなってくれるので一石二鳥です。

ここで勘違いしないでほしいのですが、**「血糖値を下げるなら、タンパク質も控えよう」というのは大間違いです。糖質制限中には禁忌とお伝えした「カロリー制限」をした場合も、タンパク質不足に陥りやすくなります。**

糖質と脂質が入ってこなくなると、体は摂ったタンパク質を優先的に糖新生に使いますが、摂取したタンパク質が不足した状態になると、体は筋肉のタンパク質を糖新生にまわし始めてしまいます。つまり、筋肉を削って、エネルギーを作るということです。

過激なダイエットをした人が、脂肪だけでなく、筋肉まで失って不健康な痩せ方をするのは、こうした体の仕組みによるものです。

血糖値を無駄に上げないため、筋肉を失わないために、糖質制限を始めたら、十分なタンパク質と脂質を同時に摂ってください。目安は、244ページでお伝えしたように、タンパク質40%、脂質50%、糖質10%です。水野式糖質制限食の「タンパク脂質食」とおぼえておいてください。

そして、もう1つ重要なのが、どんな脂質を摂るか、ということです。**質の良い脂質を摂るために、現代社会で最初に気を付けるべきことが「トランス脂肪酸を避ける」ということです。**

トランス脂肪酸は、自然界にはごく微量にしか存在しない脂質で、それを人工的に作り商品化したのが、マーガリンやサラダ油などです。産業的に扱いやすくするために、水素を加え、加工を施した油です。体内で正常に代謝されないため、「食べるプラスチック」「狂った油」などとも呼ばれています。

このトランス脂肪酸は、少量でも心臓や血管の疾患のリスクを高めるといわれ、2003年には世界保健機関から「1日に摂る総エネルギー量の1％未満に控えるべき」という勧告が発表されています。世界的にも各国で規制が進められており、アメリカは2018年6月以降、食品への添加は原則認めないと発表しました。

ところが、日本ではこのトランス脂肪酸はほぼ野放し状態で、量の規制はおろか、表示義務さえありません。それどころか「特定保健用食品（トクホ）」として認可を受けている油脂にもトランス脂肪酸が含まれています。

最近になって、ようやく食品メーカーが自主的にトランス脂肪酸の低減に踏み出しました。この動きが広まることを願うばかりです。

トランス脂肪酸を含む避けるべき油と、安全な油についてはは次ページの表を参考にしてください。

トランス脂肪酸を含む避けるべき油

●植物性油脂

なたね油、キャノーラ油、大豆油、とうもろこし油、ひまわり油、べにばな油、ごま油、グレープシードオイル、こめ油、綿実油

●「植物性油脂」と表示があるもの

ホイップクリーム、マーガリン、ショートニング、パン、インスタント食品、お菓子、マヨネーズなど

×

トランス脂肪酸が入っていない摂っていい油

●動物性油脂

バター、生クリーム、ラード、牛脂、鶏脂

●植物性油脂

オリーブオイル、ココナッツオイル、MCTオイル、えごま油、シソ油、アマニ油

○

9 ココナッツオイルでケトン体質を作る

前述のように、糖質を控えて脂質を摂るとケトン体が産生されます。このとき、**どういう脂質を摂るかによって、ケトン体が産生されるレベルに違いが出るということは、あまり知られていないようです。**

結論からいうと「ココナッツオイルはケトン体が上昇しやすい」です。ココナッツオイルは、バターよりもケトン体に変わりやすく、そのスピードが速いという特徴があるからです。そのため、とにかくケトン体を増やしたい、という場合はココナッツオイルをメインに脂質を摂るといいでしょう。

ちなみに、糖質を控えたうえでスタミナが欲しい、長時間もつエネルギーが欲しいといった場合には、バターが適しています。とくに痩せ型で糖質を控えている方が、スポーツをしているのでスタミナ切れを防ぎたいというときには、前日の夜と当日の朝にバターを多めに摂ることを意識するといいでしょう。

10 野菜に潜む意外な伏兵に気を付ける

健康診断で異常が見つかる方に「健康に気を付けていること」を聞くと、たいてい「野菜中心の食事をしています」と答えてくれます。

しかしこれまで書いてきたように、野菜を多く摂るだけでは健康にはなれません。十分なタンパク質と脂質が生きていくうえで必須だからです。このどちらも、菜食だけでは不足してしまいます。また、野菜の鉄分は肉に含まれる量の10分の1程度しか体に吸収されないため、菜食だけでは鉄欠乏にも陥りやすくなります。

健康を維持するためには鉄とタンパク質、脂質以外にも、各種のミネラルやビタミンは必須です。それらを確保したうえで、野菜をたくさん摂る分には問題ありません。

ただし、このときに気を付けてほしいのが、糖質が多い野菜です。主食や甘いお菓子には気を付けていても、ヘルシーなイメージが強い野菜に対しては、ノーガードな方が非常に多いのです。「糖質制限

糖質が多い食べ過ぎ注意野菜

ジャガイモ　サツマイモ　サトイモ　ナガイモ、
とうもろこし　カボチャ　あずき
いんげん　そら豆　ひよこ豆
トマト（フルーツトマトはとくに高糖度）
玉ネギ　レンコン

×

糖質少なめ安心野菜

菊芋　大豆（きな粉、調整豆乳は要注意。
納豆、枝豆はOK）　だいこん
なす　ごぼう　葉物野菜全般

○

をしているのになかなか血糖値が下がらない……」という人のなかには、こうした〝隠れ糖質〟を知らずにたくさん摂っていたというケースが少なくありません。大まかにいえば、「イモ類」には糖が多く含まれるので食べ過ぎには注意が必要です。糖質が少ないのは、葉物野菜と呼ばれるものです。

野菜の糖質については右ページの表にまとめたので、ひと通り頭に入れておくといいでしょう。また、240ページの定番食品別の糖質量の一覧表も参考にしてください。

11 種類によっては調味料も要注意

血糖値コントロールのためには、1回の食事全体の糖質量を抑えなければなりません。このとき意外なひと押しとなってしまうのが、調味料に含まれる糖質です。

食べてみて甘いと感じるものを避けるのは基本ですが、なかには甘さを感じないのに地味に糖質量が多いものもあるので、要注意です。左ページに、調味料の糖質量をまとめたので、ざっと頭に入れておくと役立ちます。

調味料は、他の食材などと組み合わせて使うものです。1食あたりの糖質量をキープできるような組み合わせを考えておくとよいでしょう。

12 「栄養成分表示」チェックを忘れない

缶詰や練り物などの加工食品には、驚くほどたくさんの糖質が含まれていることがあるので、注意が必要です。加工食品を買うときには、必

ポン酢	大さじ1杯で糖質が約1.2g。 角砂糖1/2個分の糖質量
ノンオイルドレッシング	脂質が少なめでも糖質は多いケースがあるため、栄養成分表示は要チェック
みそ	白みそは100gあたり約32.3g、 赤みそは約17g。赤みそのほうが低糖質
ソース	中濃ソース大さじ1杯で糖質約5.4g。 要注意
トマトケチャップ	大さじ1杯で糖質約3.6g。取り過ぎ注意
みりん	みりん風調味料大さじ1杯で糖質約10.4g。 要注意
塩・コショウ	糖質ほぼゼロでお勧め
マヨネーズ	糖質ほぼなしの安心調味料。糖質約0.5g
穀物酢	糖質ほぼなしの安心調味料。糖質約0.3g
しょうゆ	糖質ほぼなしの安心調味料。糖質約1.8g

ず栄養成分表示で糖質量を確認する習慣をつけましょう。

　といっても、栄養成分表示には「糖質」の記載義務がないため、表記されていることがまだまだ少ないのが現状です。栄養成分表示はだいたい、下のように記載されています。そして注目すべきはココです。

「炭水化物」が「糖質＋食物繊維」であることは、お伝えしてきた通りです。また、もっと親切な場合は、左ページのように炭水化物の内訳が記載されていることもあります。

　この場合、糖質と糖類の違いには気を付けてください。糖類は単糖類と二糖類のみ、糖

栄養成分表示（100g）当たり

熱量 130kcal

たんぱく質 4.3g

脂質 9.3g

炭水化物 10g

食塩相当量 1.2g

質は炭水化物から食物繊維を除いたもので糖類も含みます。この場合の糖質量は、9gということですね。食物繊維の量が記載されていない場合も多く、その場合は、少し手間がかかりますが『日本食品標準成分表』などから計算すると求められます。

最近では、各食品の糖質量が分かるハンドブックも市販されているのでそれを参考にするのもお勧めです。

炭水化物 10g
一糖質 9g
一糖類 4g
一食物繊維 1g

13 清涼飲料水は買わない、飲まない

いわゆる「ジュース」や「清涼飲料水」には、多量の糖質が含まれており、**ペットボトル１本５００mlあたり、だいたい30〜50g、つまり、１本で角砂糖（１個＝糖質３g）10〜16個分の糖質を摂取することになります。**

清涼飲料水に入っている糖質は、たいてい砂糖（白砂糖）と果糖ぶどう糖液糖の2種類です。どちらも製造の過程で化学物質が使われているため、健康に良いとはいえません。その上、**果糖にはいくら摂っても満腹中枢が働かないという特徴があるため、つい多量に摂取してしまうという危険性も指摘されています。**

清涼飲料水を多量に飲み、糖尿病を発症する例はしばしばあり、「ペッ

トボトル症候群」とも呼ばれます。わたしはそのために、重度の糖尿病になってしまった例を何例も診たことがあります。血糖値に問題を抱えたら、即座に糖質の多い清涼飲料水とは決別すべきでしょう。

14 甘党、パン党、麺好きの逃げ道

最近では「糖質を控える」ことが健康に良い、という「新しい常識」が徐々に広まり、各企業からもさまざまな低糖質食品が作られるようになってきました。

スーパーやコンビニでも各種の低糖質食品が販売されているので、時々試してみると飽きの来ない食生活を送れてよいかもしれません。

(1)スイーツ

砂糖を使わないケーキやお菓子が増えてきましたが、市販の低糖質スイーツの大部分には、人工甘味料やトランス脂肪酸、その他の添加物が含まれています。人工甘味料は多量摂取での発がん性が指摘されているうえ、トランス脂肪酸には前述のとおり、動脈硬化を引き起こす可能性があります。

そのため、できることなら手作りをするのがいちばん安全といえます。砂糖の代わりには、人工甘味料でない、糖質フリーの甘味料を使うとよいでしょう。わたしはよく、天然甘味料のエリスリトールを使っています。「ラカントS」という名でスーパーなどでよく売られています。

また、糖質フリーの天然甘味料を使ったスイーツなども、ネットでお取り寄せできる時代になってきました。わたしもしばしば低糖質のお取り寄せスイーツを利用して楽しんでいます。

(2)パン

最近では、小麦ふすまや大豆粉を使った、低糖質パンがいろいろなところで販売されるようになりました。通常のパンより膨らみにくく、パサつきやすいという特徴がありますが、血糖値を上げずにパンを楽しめるというメリットがあります。

ただし、添加物が多いものもあるのでその点は注意が必要です。こちらもできるならば、自分で作ってみるのがよいでしょう。

(3)麺類

「麺なしラーメン」をご存じでしょうか。ときどき、スープや具だけを楽める「麺なし」というオーダーに対応してくれるお店もあります。

また、市販の麺製品でも、紀文食品の『糖質0g麺』や、明星食品の「低糖質麺」シリーズなど、低糖質を売りにした商品を見かけるようになりました。こんにゃくを使ったり、大豆を使ったりと、さまざまな工夫が凝らされています。

一時的なものではなく、生涯の生活習慣とするためにも、無理なく、楽しく、おいしく続けられる糖質制限の方法を見つけてみてください。

15 肥満タイプは鉄を摂って糖質依存から脱却する

肥満タイプの糖質制限のコツは、次の3つです。

(1)鉄をしっかり摂る
(2)糖質依存を治す
(3)酪酸を摂る

では、それぞれについて解説していきましょう。

(1)鉄をしっかり摂る

BMIが30以上の「2度肥満」を超える場合は、ほぼ100%といってよいほど鉄不足が存在しています。強烈に糖質を欲するようになり、自分の意志では止められなくなるので、鉄不足は糖質制限の大敵です。

まずは血液検査でフェリチン値を測定し、適正な量の鉄分を摂取しましょう。エネルギー代謝がきちんとおこなわれるようになり、脂肪も燃焼し始めるので、肥満も解消されていきます。

(2)糖質依存を治す

鉄欠乏を改善して体のエネルギー代謝が正常化されれば、糖質依存からも抜け出しやすくなります。

そうなったところで、すかさず「糖質に依存するのをやめる」と、心の底から強く決意しましょう。この段階では、まだ具体的な内容でなくても構いません。まず「自分で決める」ことが大切です。この「決意」は、紙やスマホに文字として残しておくとよいでしょう。心の中で思うだけでは、忘れてしまいがちです。

次に必要なのは、「目標」です。目的、動機、理由などでもよいでしょう。つまり決めたことを実行するための熱意の元が必要だということです。そして、その目標は意欲にあふれた「価値のある目標」にするべきです。

「決意をして」「目標」を立てたら、次は「行動」です。頭の中に「考え」があるだけでは何も変わりません。「行動」に表れたときのみ、自分や周りに変化が起きます。先延ばしせず、すぐに始めましょう。

それでもケーキをドカ食いしたいときは、どうすればいいでしょうか?

シンプルに、また「決意」から始めればいいのです。失敗、挫折は当然あるものです。何度も何度もあきらめず粘り強く決意することで再び目標に向かって歩き出すことができます。

もちろん、目標を見直す、同じ方法に固執しないなど、頭を使うことも必要です。がむしゃらに頑張るだけではうまくいきませんから。

さて、「なんの本だっけ?」といった内容になりましたが、依存症と決別するのに簡単な方法というのはありません。「頭を使って粘り強くやり続ける」ことが必要です。

(3) 酪酸を摂る

酪酸は、消化吸収を助ける作用がある成分として有名です。一方で、食欲を抑える働きがある腸管ホルモンの分泌を促す作用も持っています。

実際に、**肥満の患者さんのダイエットが一時停滞したときに、酪酸菌の内服を始めたところ、1カ月で6kg減量した例がありました。**酪酸菌はおなかにいいと言われており、内服によるデメリットもほとんどないため、安全で試しやすい方法です。

酪酸は「強ミヤリサン」という名前で市販されていたり、「ミヤBM」という名で処方されたりしています。

16 痩せているタイプは徐々に量を増やす

痩せている方が糖質制限をすると、どんどん体重が減ってさらに痩せてしまう、ということがあります。「糖新生」という、糖質と脂質が不足したときに起きる筋肉（タンパク質）を分解して使うエネルギー代謝により、痩せ細ってしまうのです。がんや糖尿病の場合は、それでも糖質の摂取を抑える必要がありますが、とくに病気もなく、どんどん痩せてしまう場合は、最低限の糖質を摂ったほうがよいケースもあります

その場合の適切な糖質量がどのぐらいなのかは、個々の体質にもよるため、体重や体脂肪率をチェックしながら探っていくといいでしょう。

一方、タンパク質は量を探るというよりも、かなりしっかりした量を摂るように意識するといいでしょう。ただし、痩せている人は消化・吸収能力も低下している場合が多いため、いきなり増やさずに、徐々に増やしていくのがお勧めです。

「タンパク脂質食」のもう1つの要である脂質は、痩せ型にとって最も不可欠な栄養素といえます。前述の糖新生は、糖質制限中の脂質不足から起こります。脂質を十分に摂らないと、筋肉が削られてしまいます。痩

せている人ほど体内に脂質の蓄えが少ないので、その分、多めに脂質を摂る必要があるのです。

しかし、痩せている人ほど、「脂質を摂ってはいけない」という考えに支配されがちです。でも実はその逆で、健康な体のサイクルを取り戻し適正体重にするためには、脂質は摂るべきなのです。わたしの患者さんの例でいえば、朝と寝る前に40～60gもの量のバターを摂る必要がある方もいたほどです。

良質な脂質については255ページの表を参考にしてください。

ただし、痩せている人ほど消化・吸収の能力が低下しており、脂質摂取に耐えられない場合が多いのも実情です。胃がムカムカしたり、下痢を起こしたりすることもあります。その場合は、並行して消化酵素や酪酸なども摂取すると、脂質の消化・吸収に関して、改善が見られることがあります。酪酸は肥満している人のところでもご紹介しました。

消化酵素や酪酸は、ドラッグストアでも市販されていますし、通院されている方は処方薬もあるので、かかりつけの医師に相談するといいでしょう。

17 妊婦はつわりがある場合はできる範囲で

妊婦とケトン体については、妊娠糖尿病の糖質制限のパイオニアである宗田哲男先生が『ケトン体が人類を救う』（光文社新書）で研究を発表されて、大変な話題になりました。臍帯血、胎盤、新生児のケトン体を実際に測定し「そもそも胎児は高ケトン状態である」ということを明らかにしたのです。糖質制限をおこなうことで、妊婦さんが高ケトン状態になっても安全である、ということを裏付ける非常に心強い証拠の1つとなりました。今や、この事実は各所で引用されています。

実際、妊娠中には糖尿病になるリスクが高まります。インスリンの分泌量が減ることで血糖値が上がる2型糖尿病とは異なり、妊娠糖尿病はインスリンがしっかりと出ているのに血糖値が上がってしまうのです。妊娠中にインスリンが効きづらくなる、つまり「インスリン抵抗性」が上昇するために起こるといわれています。そのため、インスリンの注射を追加しても、血糖値は下がりません。

宗田先生が糖質制限治療を発表される以前は、最悪のサイクルを生む治療がされていました。妊娠糖尿病でも、6割のエネルギー量を炭水化物で摂るように指導し、それにより血糖値を上げ、インスリン注射を打つ――といった治療です。

その結果、胎児にもインスリンの影響が及んでいたのです。インスリンの細胞増殖作用によって巨大児になったり、そのために帝王切開になったりなど、さまざまな影響が出ました。宗田先生は、このことをきちんと捉え、食事中の糖質量を抑えることで血糖値の上昇を抑えるという治療を開始されました。それにより妊娠糖尿病の管理が非常に改善されたのです。

さて、実際に妊娠中に糖質を控えられるのかということですが、正直体質による部分が大きいです。たとえば、ある患者さんは、それまで肉を主食代わりにして糖質を控えていたのにつわりで肉のニオイも受け付けなくなりました。また、ある患者さんは、やはりひどいつわりのために糖質だけしか食べられなくなりました。

その場合は食べられるものを食べる、といった対応にならざるを得ません。つわりが治まったところで、できる範囲で糖質を控えるとよいでしょう。

また、わたしは妊娠をしてからよりも、妊娠を望んだときから糖質を控えることをお勧めします。

妊娠を機に、血糖値が上がってしまうのが妊娠糖尿病です。つまり、妊娠前は問題がなくても、妊娠後に血糖値が上がってしまうというリスクが誰にでもある、ということです。このため、妊娠前から糖質を控えておくことは、妊娠糖尿病や帝王切開のリスクを低減させることはもちろん、生まれてくる赤ちゃんのさまざまなリスクを下げるためにも、とても大切です。

18

高齢者はタンパク質摂取が最優先

高齢者の場合は、周囲の人から糖質制限を勧められたものの、ご本人が乗り気ではないというケースが非常によくあります。妻や夫、子どもなど、患者さんに近しい人であればあるほど、説明に聞く耳を持たない傾向があります。こうなると、非常に高い確率で失敗します。

この場合は、糖質オフのものを食べてもらう、本を読んでもらう、講演を聴きに行ってもらうなど、知識と実体験を積み重ねてもらうことで、ご本人のやる気を引き出せることがあります。糖質制限で血糖値を正常値にした体験者の方や、知識が豊富な医師など、他の人からの説明を受けてもらうなども良い方法です。

ご本人にやる気を出していただけたら、まずやるべきことは、低タンパク質状態の改善です。高齢者は食が細くなっている分、肉や魚の摂取量が少なくなりがちです。加えてそれらを消化・吸収する力自体が落ちているので、タンパク質が圧倒的に足りていません。

体重60kgの人の場合、1日60gのタンパク質を摂取するのが理想です。1食あたり20gということになります。タンパク質

タンパク質が10g取れる食べ物	
肉	豚肩ロース 約50g、鶏もも肉 約45g、牛肩赤身肉 約50g
卵	鶏卵 約1.5個
魚	銀鮭 約55g（小一切れ）、めかじき 約50g
チーズ	ナチュラルチーズ 約40g

が10g摂れる食品を右ページの表にまとめたので、参考にしてください。このなかから1日6食品分食べれば合格、ということになります。

食が細い人は苦労するかもしれませんので、その場合は低糖質のプロテインの摂取でもよいでしょう。低タンパク状態の改善には、ホエイプロテインというタイプが有効です。

また高齢者は、胃腸の機能が弱っている人も多いため、274ページでお伝えした、消化酵素や酪酸菌などを活用するのもお勧めします。

高齢者の場合、長年、糖質代謝を続けていたがために、脂質代謝の回路がさびついていたなんてことがよくあります。その場合、急に糖質をゼロに近づけると、エネルギー不足に陥って体調を崩してしまうかもしれません。

それを防ぐためには、体調を見ながら、まずは夜だけ主食をなしにしてみる、または毎食の主食を半分にするなど、少しずつ体を慣らすといいでしょう。

第5章　糖質制限Q&A

5

質問

Q

糖質制限をすると、ダルくなったり、めまいが起きたりします。

答え

A

タンパク質と脂質が足りず、エネルギー不足を起こしている典型的なパターンです。

糖質制限とカロリー制限を同時におこなったときに起こることが多い失敗例です。

タンパク質と脂質をしっかり摂りましょう。

242ページを参考にタンパク脂質食を始めてください。

質問
Q
人工甘味料は摂っても大丈夫ですか？

答え
A
なるべく避けましょう。

人工甘味料は、多量摂取で発がんリスクを高めるといわれています。また、依存の危険性も指摘されています。

一方、エリスリトールやステビアなど、血糖値を上げない天然の甘味料もあるので、料理やお菓子作りなどにはこちらがお勧めです。

また、鉄や脂質が不足すると、甘いものを欲するようになります。甘いもの離れをするには、十分に鉄欠乏を改善することです。

質問

Q

糖質制限を始めたら便秘になりました……。

答え

A

糖質制限を始めると、便秘になる人はよくいます。原因は、糖質を控えたことで、インスリンの分泌量が減ったことです。

インスリンには、尿を作る際に塩分と水分を再吸収させる作用があるため、糖質制限でインスリンが減ると、インスリンによってためこまれていた塩分と水分が尿と一緒に出ていきます。

こうしたことが、糖質制限の初期に起こります。この時期には脱水になりやすく、便も硬くなる場合があります。ですので、それまで以上に、水分をしっかり摂ってください。

また、作用が穏やかな天然の下剤を使ってみるのもお勧めです。ゆるやかな下剤として使えるものには、ビタミンCと天然甘味料のエリスリトールがあります。

ビタミンCが効く量は個人差があるため、1g程度から始め、2~3時間おきに徐々に摂取量を増やし、様子をみましょう。通常は30分から3時間程度で便意が来ます。

エリスリトールも同様に、大さじ1杯から始めて、2~3時間ごとに徐々に量を増やしながら摂ると適量が分かります。

また、MCTオイルも下剤代わりになります。ただし、下痢が長引く場合があるので、量の加減は慎重に。

質問 Q

糖質を摂ってないのに血糖値が下がりません。

答え A

糖質制限をした場合、血糖値は確実に下がります。しかし、思ったほど下がらない、または、時間がたつにつれジリジリと上がっていく――こういうケースも意外と多くあります。いろいろな原因があり、対処法も異なりますので、それぞれの場合をみていきましょう。

【理由1】無意識に糖質を摂っている

これがいちばん多いパターンです。診察してすぐに判明する場合や、管理栄養士さんの栄養指導で発覚する場合もあります。240ページの糖質量一覧を確認しつつ、食べているものに含まれる糖質量を見直してください。飲み物や調味料も要チェックです。

「これは大丈夫」と思っていたものが意外とそこそこの量の糖質を含んでいて驚かされることがあります。

【理由2】内臓脂肪が多いor痩せているorインスリン分泌が少ない

この3つは全て話が絡み合っているので、まとめてみていきましょう。

内臓脂肪は過剰になると、インスリンの効きを下げる物質を分泌します。また、内臓脂肪が原因の慢性炎症も、インスリンの効き目を下げます。この状態を「インスリン抵抗性が高まる」といいます。

血糖値を上げないはずの糖質制限食ですが、このインスリン抵抗性がある場合は、血糖値が下がらないという現象が起こります。すると、下がらないからさらにインスリンが分泌される→インスリンの作用で内臓脂肪が増える→インスリン抵抗性が上がる……という悪循環に陥ります。

インスリンを分泌しているすい臓もだんだんと疲弊するので、インスリンの分泌が低下してしまうのです。インスリンの分泌の低下には次のような段階があり、それぞれ治療法が異なります。

〈段階1〉インスリンの追加分泌が不十分

食後のインスリン（追加分泌）は、健常者の場合はＩＲＩ値で10～20程度ですが、糖尿病が進むと5～10程度となってしまいます。この追加分泌が出ない段階になると、食後に高血糖となり、その状態がなかなか改善されずに持続してしまいます。

この段階なら、まだ糖質制限だけで血糖値を下げられます。つまり、食事中の糖質量をゼロに近づけられれば、インスリンの追加分泌は必要が

なくるということです。内臓脂肪を減らせばさらに血糖値は下がりやすくなります。

糖質制限だけで血糖値が下がるので、わたしはこの段階の患者さんに「間に合いましたね」といった説明をよくしています。

一方、糖質制限をしても問題が出てくるのが次の「段階2」以降です。

〈段階2〉インスリンの基礎分泌が不十分

通常は24時間、休むことなく少量のインスリンが分泌され続けているのですが（基礎分泌）、それが足りていない段階になると、食事をしていなくても血糖値がジリジリと上がります。血糖がゼロに近づく＝低血糖になると、人間は命の危険にさらされるため、そうならないように、体が体内のタンパク質を分解する「糖新生」を起こして、血糖を作るからです。結果、糖質を摂っていないのに血糖値が上がります。「糖新生」分の血糖でさえも下げられなくなると、糖質制限にくわしい医師にかかり、必要によっては薬も飲むべきです。

この段階になった場合に自分でできる対策は「脂質摂取」「その他の栄養摂取」「運動」の3つです。

まず、痩せている人の場合。バターなどの動物性脂質をたっぷり摂れば、糖新生が起こらなくなり、血糖値の上昇が抑えられます。

ただし、内臓脂肪が多い人は、動物性脂質の摂取でさらに肥満になることがあるため、植物由来のココナッツオイルやMCTオイル（中鎖脂肪酸100％の加工油）で脂質を摂るとよいでしょう。

摂取後、3時間で血中濃度がピークになり、以降は血糖値が下がります。1日数回に分けて摂取することで、効果が持続します。

また、血糖値に影響がある栄養素を同時に摂取しましょう。

まずはエネルギー代謝を正常化する鉄とビタミンB3、脂肪の燃焼を助けるビタミンCとカルニチン、糖質代謝に必須のビタミンB1などです。

とくにビタミンCは、糖尿病患者が消費しやすいうえ、体内で合成も蓄積もされないので、常に外からせっせと補充する必要があります。

一方、ビタミンEは、細胞膜の中（脂質二重層内）に存在し、酸化ストレスから細胞膜を守ってくれる働きをします。これまでに体は高インスリン状態になると、酸性に傾くとお伝えしてきました。そのため、抗酸化作用の強い、ビタミンEも必須なのです。動脈硬化がある場合は、とくに多めに摂取することをお勧めします。

また、運動をすることでも血糖値は下がります。細胞内にいっぱいになったブドウ糖を使ってしまえば、インスリンの効きが回復するからです。

ただし、痩せている人はただでさえ少ない脂質の蓄えが減るため、糖新生を起こして「運動したのに血糖値が上がる」ということになりがちです。対策としては、運動する数時間前に脂質を摂りましょう。ＭＣＴオイルなら運動する3時間前、バターなら6時間前に摂るのが目安です。

肥満の方の場合は、ＢＭＩ30を切らないと足腰に負担がかかるため、激しい運動はあまりお勧めできません。ストレッチ、水中ウォーキング、自転車こぎなど、関節への負荷が小さい運動をするとよいでしょう。

〈段階3〉さらにインスリンの基礎分泌が低下

この段階になると、「生きるのに最低限必要なインスリンさえも出ない」という危険な状態です。今まで摂っていた糖質オフの食べ物が摂れなくなったり、嘔気・嘔吐、倦怠感、果てしない体重減少が起きたりします。

いわゆる「糖尿病末期状態」です。

これは生命に関わる状態のため、速やかなインスリンの導入が必要です。最低でも、「持続型インスリン」という1回で1日程度効果が持続するタイプのインスリンを打ち始める必要があります。

また、血糖値が500〜600㎎／dl以上となり、それが持続すると、口が乾くので、水分を多量摂取します。すると、当然尿量も増えて、尿中に塩分が過剰に排出されてしまうため、低ナトリウム血症を起こします。これにより、脳浮腫やてんかん発作様の症状が起きることもあるため、非常に危険です。

前述した対策をすることでインスリン分泌能力が回復すれば、インスリンを離脱できる可能性はあります。段階3になる前の対策が非常に大切です。予防は治療に勝るのです。

質問

Q

糖質制限をしてはいけない場合はありますか？

答え

A

体にさまざまな福音をもたらす糖質制限ですが、一部におこなってはいけないケース、そして、注意すべきケースはあります。

1つは、肝不全の場合です。

肝臓はさまざまな代謝をおこなう臓器で、糖新生や脂質代謝も、肝臓が中心となっておこなわれています。肝臓が機能しなくなるのが「肝不全」です。原因はがんだったり、肝硬変だったり、さまざま。

糖質を控えると、糖新生によって血糖を作ったり、脂質代謝でエネルギーを産生したりしますが、肝不全になるとこのどちらも十分にできなくなってしまいます。糖新生ができなくなると低血糖が起こり、脂質代謝ができなければ脂質からエネルギーが作り出せなくなり、体はエネルギー不足となります。

このため、肝不全の人にとって糖質制限は禁忌になるというわけです。肝機能が低下している場合もまた、同じように低血糖やエネルギー代謝不足が起き命に関わります。とくに高齢者が陥りやすいので、肝機能低下が考えられる際の糖質制限は注意が必要です。

「活動性すい炎」の場合も、糖質制限はＮＧです。

すい炎は、すい臓が自分の出す酵素で溶けてしまう病気です。

腹痛、背中の痛み、吐き気、発熱、黄疸などの症状が出ます。女性では70歳代、男性では50歳代が多くかかります。

すい炎の原因に多いのは、アルコールと胆石です。他にも、薬や内視鏡ですい臓や胆管を検査したときに起こったり、生まれつきすい臓の形に異常があったりする場合、あとは中性脂肪が１０００㎎／dl以上と、極端に高い場合にも起こります。

また「特発性」といって原因不明のすい炎もあります。

このすい炎になったばかりのときに脂質を摂取すると、症状が悪化します。

わたしも実際に、そういう患者さんを診ることがよくあります。

炎症が完全に治まりしばらくたったなら、糖質制限は可能です。

ただし、慢性すい炎の場合にはやはり、脂質摂取で再びすい炎を起こす可能性があるため、その場合も糖質制限は原則禁忌です。

質問

Q

1型糖尿病にも糖質制限は有効ですか?

緩徐進行1型糖尿病の患者さんが、服薬と糖質制限を併用し改善された症例はあります。98ページでもその症例をご紹介しました。

答え

A

1型糖尿病には、免疫異常によって、自分の体を攻撃する「自己抗体」ができてしまうことから発症するタイプがあります。この自己抗体が引き起こす疾患には、アレルギーや悪性貧血、関節リウマチなどがありますが、1型糖尿病の一部にも、自己免疫疾患に分類されるタイプがあるのです。それが、緩徐進行1型糖尿病です。日本糖尿病学会では「1型糖尿病」と分類されていますが、わたしは多少のインスリン分泌が保たれている状態を考えると、「2型糖尿病の一種」と考えてよいと思っています。

代表的な1型糖尿病の自己抗体に「GAD抗体」というものがありますが、この抗体が陽性の場合、すい臓でインスリンを分泌するβ細胞が死んでいってしまい、最後にはインスリンがまったく出なくなってしまうことがあります。

通常の場合、インスリンが出なくなると同時にGAD抗体もいなくなる、もしくは陰性化します。これは、攻撃すべき対象（この場合はβ細胞）が死滅したことで、相手を失った抗体が役割を終えて姿を消すためだといわれています。

とはいえ**抗体が消えるまで、つまり、インスリンが出ない1型糖尿病の体になるまで待つわけにいきません。わたしは「インスリンの分泌が保たれたまま、GAD抗体を消すことはできないか？」と考えました。**

普通の医師に聞けば、当然「そんなことはできない」と答えるところですが、低インスリン療法で有名なあさひ内科クリニック院長の新井圭輔先生から、すばらしいヒントをいただきました。

それは「スプラタストトシル酸塩（薬剤名：アイピーディ）」という薬を使う方法でした。

この薬剤は、大ざっぱにいえば免疫の暴走を抑えるタイプの薬剤です。「この発想はなかった！」ということで、わたしはGAD抗体がある患者さんへ説明し、服薬治療を開始しました。

もちろん、前提として糖質制限は必要です。特殊な糖尿病であっても、糖質を摂れば血糖値は上がり、また免疫異常はより一層進行してしまいます。

治療を開始したのは、80歳代後半の女性で、初診時はヘモグロビンA1cが6・2%と、糖尿病自体はそれほどひどくありませんでした。前医の治療は典型的な高インスリン治療で、高齢にもかかわらず、抗不安薬を高用量服用されていました。

さらに、インスリンの自己分泌がまだ保たれていたのですが、GAD抗体は陽性だったため、「緩徐進行1型糖尿病」という診断になりました。

わたしは初診時にインスリンと、高インスリン状態にする内服薬を終了しました。

また、「野菜中心の食事です」というその方は、典型的な日本の高齢女性――つまり、鉄欠乏があり、骨密度は低く、タンパク質も非常に不足していました。

まず、糖質は1食あたり20g以下を目標にしていただき、動物性タンパク質を積極的に摂るとともに、鉄剤を1日100mg内服していただきました。

結果、初診から1年半後には鉄欠乏が改善し、2年後には骨密度も回復したのです。

さて、**肝心の初診時のGAD抗体はというと、初診時に15・2U／ml（基準値 5・0未満）だったのが、1年10カ月後には5・0未満となり、見事陰性化しました。**

しかも、このとき、インスリン分泌も保たれていたのです。

つまり、GAD抗体が陽性の「緩徐進行1型糖尿病」という深刻な症例が、通常の2型糖尿病へと変わったということです。

なお、ほとんどの医師が知らないことですが「糖尿病がほぼ治っている状態でも抗体が陽性になっている」というケースもあります。そのため、**わたしはヘモグロビンＡ１ｃや血糖値だけでなく、抗体を測ることも非常に重要だと考えています。**

あらかじめ抗体を測定し、陽性ならスプラタストを早めに使用することと。そうすれば１型糖尿病へ移行することが防げ、２型に踏みとどめられるかもしれないからです。

なお、インスリンの自己分泌がゼロの1型糖尿病の場合は、糖質制限をすることでインスリンの使用量を減らすことは可能ですが、それ以上を望むことは、現状は難しいといえます。

質問

Q

糖質制限をすれば、インスリン注射をやめるリスクはなくなりますか？

答え

A

糖質制限を開始して、インスリン・オフ療法に切り替えたとき、調子を崩す患者さんはいらっしゃいます。

従来のインスリン・オフ療法は「とにかくインスリンを最小限に」という方向で進むため、薬剤も次の4種類に限られます。

・糖新生などを抑える「メトホルミン」
・糖の吸収をゆっくりにする「α－グルコシダーゼ阻害薬」
・インスリン抵抗性を減らす「ピオグリタゾン」
・尿に糖を出す「SGLT2阻害薬」

インスリン・オフ療法で、体調を崩すほとんどのケースが、糖尿病治療薬の1つである「メトホルミン」による乳酸アシドーシスや下痢、食欲不振、倦怠感などです。

メトホルミンは肝臓の代謝に影響して、乳酸の代謝を止めてしまうことがあります。それにより、乳酸がたまり過ぎて体全体が酸性になることを、乳酸アシドーシスといいます。

このメトホルミンによる乳酸アシドーシスは脱水で悪化するため、夏場はとくに注意が必要です。

また、同じように、糖尿病治療薬「SGLT2阻害薬」でもアシドーシス傾向が見られることがあります。

尿に糖を出す作用で血糖値を下げるはずのこの薬剤が、なんと逆に、血糖値を上げるホルモン「グルカゴン」の分泌を増やしてしまうということが、2015年に医学雑誌『ネイチャー』で報告されました。

従来治療による「高インスリン治療」が全盛であった少し前は、このグルカゴンは見向きもされないホルモンでした。

しかし今は、その分泌を抑える作用のある薬が処方されるなど、グルカゴンは再び脚光を浴びるホルモンとなってきており、インスリンと並んで注目されています。まだよく分かっていない部分が多いホルモンですが、近年の研究で、分かってきたこともあります。

たとえば、糖尿病の病状が進行してインスリンが少なくなってしまい、逆にグルカゴンが多い状態になったとき、何が起こるかというと、1つはケトン体の増加です。

「体にいいケトン体が増えるならいいじゃないか」と思われるかもしれ

ませんが、歯止めなく、そして異常なスピードで増えるケトン体は、体にとって大変な悪影響を及ぼします。

この場合、ケトン体の増加にブレーキをかけるはずのインスリンは少なく、ケトン体増加のアクセルとなるグルカゴンが多い状態となるため、歯止めがきかずにそのままどんどんケトン体が増えてしまうのです。

これが「糖尿病性ケトアシドーシス」です。

ケトン体の増加によって体はどんどん酸性になり、全身の代謝が崩れます。こうなると、インスリンを投与するしかありません。重症の糖尿病性ケトアシドーシスでは、インスリン、ブドウ糖、カリウムが点滴で投与されます。

この治療に「グルカゴン分泌を抑える」という治療を加えることで、より早期に体を元の安定した状態に戻せる可能性があります。また、再発予防にもインスリン投与だけではなくグルカゴンの分泌を抑える薬剤が役に立つ可能性があります。

実際に、グルカゴンの分泌を抑える薬剤を使用した症例や、グルカゴンの分泌を抑える最低限のインスリン、つまり、基礎分泌に相当する量のインスリンを投与した症例では、糖尿病性ケトアシドーシスはまったく起きていません。

グルカゴンの血中濃度は、採血で調べられます。測定を希望する場合には事前に医療機関に問い合わせるとよいでしょう。

グルカゴンは、糖尿病治療の現場では、非常に重要なホルモンになってくることでしょう。アシドーシスのリスクが高く、インスリン分泌が少ない場合は、インスリンの投与だけではなく、グルカゴンを抑える薬剤の投与も必要となってきます。

参考文献

【書籍】

『ジエンド・オブ・イルネス』デイビット・B・エイガス、クリスティン・ロバーグ、日経BP社(2013)

『炭水化物が人類を滅ぼす』夏井睦、光文社(2017)

『ケトン体が人類を救う』宗田哲夫、光文社(2015)

『江部康二の糖質制限革命』江部康二、東洋経済新報社(2017)

『江部先生、「糖質制限は危ない」って本当ですか?』江部康二、洋泉社(2015)

『主食を抜けば糖尿病は良くなる! 新版: 糖質制限食のすすめ』江部康二、東洋経済新報社(2014)

『食品別糖質量ハンドブック　増補新版』江部康二、洋泉社(2016)

『ビジュアル版 糖質制限の教科書』江部康二、洋泉社(2017)

『糖尿病に勝ちたければ、インスリンに頼るのをやめなさい』新井圭輔、幻冬舎(2016)

『Life with Diabetes』American Diabetes Association(2014)

【学会発表・論文】

"Effects of intensive glucose lowering in type 2 diabetes.Action to Control Cardiovascular Risk in Diabetes Study."Group,Gerstein HC,Miller ME,Byington RP, et al. N Engl J Med. 12;358(24):2545-59(2008)

"Low-fat dietary pattern and risk of cardiovascular disease: the Women's Health Initiative Randomized Controlled Dietary Modification Trial."Howard BV,Van Horn L,Hsia J,Manson JE,et al. JAMA. 8;295(6):655-66(2006)

"Resersal of the glycolytic phenotype by dichloroacetate inhibits metastatic breaset cancer cell growth in vitro and in vivo." Sun RC,Fadia M,Dahlstrom JE,Parish CR,Board PG,Blackburn AC.Breast Cabcer Res Treat.120:253-260,(2009)

"Diabetes mellitus and the risk of dementia: The Rotterdam Study"Ott A1, Stolk RP, van Harskamp F, Pols HA, Hofman A, Breteler MM.Neurology. 10;53(9):1937-42.(1999)

"Does changing a patient's dietary consumption of proteins and carbohydrates impact blastocyst development and clinical pregnancy rates from one cycle to the next?"J.B. Russell,C. Abboud.A. Williams,M. et al.ASRM　Volume 98,Issue 3,Supplement,Page S47(2012)

"Sugar-sweetened beverage intake in relation to semen quality and reproductive hormone levels in young men"Chiu YH,Afeiche MC,Gaskins AJ, et al.Hum Reprod. ;29:1575-1584(2014)

"Medium-chain triglycerides: an update" Bach AC,Babayan VK.Am J Clin Nutr.36(5):950-62(1982)

"Mdium Chain Triglycerides"Furman.R.H,University Pa press(1968)

"The role of butyrate on colonic function" Hamer HM,Jonkers D,Venema K,Vanhoutvin S,Troost FJ,Brummer RJ. Aliment Pharmacol Ther. Jan 15;27(2):104-19(2008)

"Consuming fructose-sweetened, not glucose-sweetened, beverages increases visceral adiposity and lipids and decreases insulin sensitivity in overweight/obese humans"Kimber L. Stanhope,Jean Marc Schwarz,Nancy L. Keim,et al. JCI,10.1172/JCI37385(2009)

"Butyrate and Propionate Protect against Diet-Induced Obesity and Regulate Gut Hormones via Free Fatty Acid Receptor 3-Independent Mechanisms"Lin HV,Frassetto A,Kowalik EJ Jr,Nawrocki AR, et al. PLoS One;7(4):e35240(2012)

"Beneficial Metabolic Effects of a Probiotic via Butyrate-induced GLP-1 Hormone Secretion" Yadav H,Lee JH,Lloyd J,et al.J. Biol.Chem. 288 (35):25088-97(2013)

"The short-chain fatty acid acetate reduces appetite via a central homeostatic mechanism" Frost G,et al. Nat Commun.29;5:3611. doi: 10.1038/ncomms4611(2014)

"Ketone body elevation in placenta, umbilical cord, newborn and mother in normal delivery" Tetsuo Muneta, Eri Kawaguchi, Yasushi Nagai, et al.Glycatve stress research official joumal 3(1-4),133-140(2016)

"Impaired Ascorbic Acid Metabolism in Streptozotocin-induced Diabetic Rats" Kashiba M, Oka J, Ichikawa R, Kasahara E, et al.Free Rad Biol Med: 33(9):1221-30(2002)

"The diabetes-susceptible gene SLC30A8/ZnT8 regulates hepatic insulin clearance"Tamaki M,Fujitani Y,Hara A, et al.J Clin Invest.123(10):4513-24(2013)

"Risk of Diabetic Ketoacidosis after Initiation of an SGLT2 Inhibitor"Fralick M, et al.N Engl J Med;376:2300-2302(2017)

"Inhibition of the glucose transporter SGLT2 with dapagliflozin in pancreatic alpha cells triggers glucagon secretion"Bonner C,Kerr-Conte J,Gmyr V, et al.Nature Medicine volume 21, pages 512–517(2015)

"プレバイオティクスから大腸で産生される短鎖脂肪酸の生理効果"原 博,腸内細菌学雑誌;16:35-42(2002)

"腸内細菌叢を介した食事性栄養認識受容体による宿主エネルギー恒常性維持機構"
木村郁夫.YAKUGAKU ZASSHI,134 (10);1030-42(2014)

"メタボリックシンドロームと腸内細菌叢" 園山慶,腸内細菌学雑誌, Vol.24,No.3 P193-201(2010)

"腸内細菌叢の消化管疾患への関与"大草敏史,モダンメディア 60 (11): 325-331(2014)

"インクレチン製剤への期待"福井道明,京府医大誌 122 (8);531-540(2013)

おわりに

本書を最後までお読みいただき、ありがとうございます。

編集者の木村直子さんからこの本のお話をいただいたのは、2016年9月のことでした。糖質制限食の情報発信に熱心に取り組んでいたさなか、訪ねてこられた木村さんの熱意に背中を押され、本書の執筆を始める決意をしたのでした。

そして、この結びの文章を書いている今は、2018年4月――お話をいただいてから、実に2年目に突入していました。その間、執筆が滞ってしまった時期が何度かありましたが、木村さんの粘り強い励ましにより無事に書き上げるに至り、今を迎えることができました。

実は、出版の時期が予定よりものびたことで、良かった面もありました。

1つは、糖質制限が「一過性の健康ブームではない」と認識されたことです。

コンビニやファミレスには、低糖質食品が次々と登場しました。大企業の名だたる経営者はもちろん、その企業の健康を支える産業医、保健師たちのあいだでも、糖質制限は健康につながるという認識が定着してきました。

アメリカ糖尿病学会が、2013年に糖質制限食を糖尿病治療の選択肢の1つとして認定したのに対して、日本は立ち遅れてはいましたが――2016年4月、難治性てんかんの特別食として、ケトン食に保険適用が認められたことが大きな出来事となり、日本の医療の現場でも少しずつ、変化の兆しが見えてきました。

糖質制限は、ただのダイエット法ではありません。糖質過多になりがちな現代で、ヒト本来の健康を取り戻すための方法なのです。

本書は、糖質制限を始めるにあたって「どう始めたらよいか分からない」「イマイチうまくいかない」という、血糖値の悩みをお持ちの方々のために、お役に立てるような内容をたくさん盛り込みました。ご活用いただければ幸いです。

もう1つ、出版時期がのびてよかったことがあります。

糖質制限やインスリン・オフの治療を重ねるなかで、特殊な糖尿病を治す可能性やアシドーシスの予防、ビタミン・ミネラルの必要性について、よりいっそう、深いところまで踏みこめたことです。難しい、うまくいかない症例への対策も増えてきました。

これによって、他の本とは異なる、一風変わった内容になったかと思います。

糖質制限を知るきっかけとなったわたしの「心の師匠」である夏井睦先生、その夏井先生が師と仰ぎ、常に糖質制限の最前線にいらっしゃる高雄病院の江部康二先生、そして、ケトン体の安全性を確かなものとして世へ知らしめた、ケトン体研究の第一人者である宗田哲男先生、低インスリン療法のみならず、スプラタストによる治療など多くのことを教えてくださった新井圭輔先生、鉄、タンパク質、ビタミンやミネラルなどの点で大きな教えをくださった精神科医の藤川徳美先生、外科医の門脇晋先生、妊娠糖尿病における糖質制限治療のパイオニアのお一人として貴重な症例を提示してくださる、永井泰先生——全ての先生からの学びなくしては、この本はなかったと思います。ありがとうございます。

そして、ここに書ききれない学びをもたらしてくれた皆さま、また、症例として本への掲載を快諾してくださった患者さん、これまで診察にいらっしゃった全ての患者さん、診療等に協力してくれた皆さまに対しては、感謝に堪えません。心より、お礼申し上げます。

最後に、この本をご覧になった皆さまがより健康となられますよう。

２０１８年４月　水野　雅登

水野雅登（みずの・まさと）

内科医／日本健康栄養疾患研究所所長

2003年に医師免許取得（医籍登録）。両親とも糖尿病の家系で、BMI30の「2度肥満」になったことをきっかけに、糖質制限を中心とした治療を開始し、ダイエットに成功。その経験と医学的知識をもとに、糖質オフやビタミン・ミネラルなどの情報をブログやSNS、講演会などで発信する。監修した『糖質オフ大全科』（主婦の友社）は中国でミリオンセラーに。著書に『糖尿病の真実～なぜ患者は増え続けるのか～』（光文社新書）、『1年で14キロ痩せた医師が教える 医学的に内臓脂肪を落とす方法』（エクスナレッジ）」などがある。

ブログ　https://mizunodoc.jp

日本健康栄養疾患研究所
https://www.facebook.com/jkeneiken

日本糖質制限医療推進協会
http://www.toushitsuseigen.or.jp/

上記HPでは、糖質制限食の指導を受けることができる医療機関が掲載されています。指導方針は各医療機関によって異なる場合があります。詳しくは直接各医療機関にお問い合わせください。

アチーブメント出版

［公式ツイッター］@achibook

［公式フェイスブックページ］https://www.facebook.com/achibook

［公式インスタグラム］achievementpublishing

より良い本づくりのために、
ご意見・ご感想を募集しています。
お声を寄せてくださった方には、
抽選で図書カードをプレゼント！

薬に頼らず血糖値を下げる方法 文庫版

2023年（令和5年）3月31日　第1刷発行
2023年（令和5年）7月6日　第5刷発行

著者　水野雅登
発行者　塚本晴久
アチーブメント出版株式会社
〒141-0031 東京都品川区西五反田2-19-2
荒久ビル4F
TEL 03-5719-5503／FAX 03-5719-5513
https://www.achibook.co.jp

装丁　轡田昭彦+坪井朋子
本文デザイン　田中俊輔（PAGES）
印刷・製本　株式会社光邦

ISBN 978-4-86643-127-7